バイオメカニズム・ライブラリー

生体機能工学

バイオメカニズム学会 編
松丸隆文 ───【著】

Biomechanism Library
Biological Function Engineering

Matsumaru Takafumi

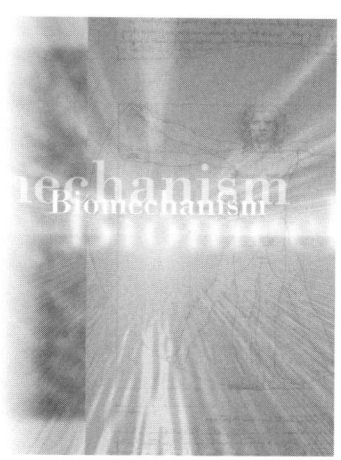

東京電機大学出版局

本書の全部または一部を無断で複写複製（コピー）することは，著作権法上での例外を除き，禁じられています。小局は，著者から複写に係る権利の管理につき委託を受けていますので，本書からの複写を希望される場合は，必ず小局（03-5280-3422）宛ご連絡ください。

はじめに

　工学系の技術者，研究者，学習者にとって生体に関する知識は必要でしょうか？　答えは必要です．例えばヒトが使う機械システムやヒトの役に立つ人工物をうまくつくろうとしたら，まずそれを使うヒトやそれを役立ててもらうヒトのことをよく知っていなければなりません．

　著者は1999年から学部や大学院で「生体工学」や「バイオメカトロニクス」と題した講義をしてきました．毎年内容の改定を重ね，最新の情報を盛り込んで更新するように心掛けてきました．本書は現時点の内容をまとめ，できるだけ平易かつ正確に記述したものです．生体の知識・知見と工学上の研究・応用をできるだけ交互に配置して関連づけていることを特徴としています．半年の講義で取り上げることができる内容や項目は限られているので，さらに深く詳しく，あるいはより広く知りたい人は，ほかの専門書籍や学会論文誌などをたどって勉強を続けるとよいでしょう．

　本書の刊行にあたり，機会を与えてくださったバイオメカニズム学会およびお世話をいただきました東京農工大学教授の藤田欣也氏に感謝いたします．そしていつも励まし支えてくれる家族（朋子，理，郁子，倫子）に本書をささげます．

　2008年9月

松丸隆文

◆演習

　生体とはなんだろうか？　どのような特徴があるだろうか？
　・生体を定義してみよう
　・生体の構造や機能における特徴を書き出してみよう
　・人工物と生体の違いを考えてみよう
　知っている／知っていないや正解を問う演習ではなく，自分自身の頭の中をよく見つめて，いまの自分で考えられるかぎりのことを言葉にしてみよう．

目　次

第1章　生体の構造と機能の特徴 1
- 1.1　生命・生物とは 1
- 1.2　生体の素材と組織 2
- 1.3　生体組織の特徴 4
- 1.4　生体の構造と機能の特徴 5
- ◆課題 7

第2章　生体工学とは 8
- 2.1　生物・生体と工学の関係 8
- 2.2　生体工学 9
- 2.3　生体工学の歴史 16
- 2.4　関連する学会 19
- ◆課題 19

第3章　感覚情報系の構造 20
- 3.1　感覚器と神経 20
- 3.2　感　覚 22
- ◆課題 28

第 4 章　感覚情報系の器官 ... 29
- 4.1　皮膚感覚（触覚） ... 29
- 4.2　聴　覚 ... 31
- 4.3　視　覚 ... 37
- ◆課題 ... 45

第 5 章　細　胞 ... 46
- 5.1　ミクロの世界へ ... 46
- 5.2　細　胞 ... 47
- 5.3　細胞の操作 ... 50
- 5.4　生体分子と細胞のバイオメカニクス ... 51
- 5.5　細胞の誕生と死 ... 53
- ◆課題 ... 56

第 6 章　筋の構造・機能の解析と理解 ... 57
- 6.1　筋 ... 57
- 6.2　筋の作用 ... 62
- 6.3　筋の力学的性質 ... 66
- 6.4　その他の話題 ... 69
- ◆課題 ... 71

第7章　筋肉を目指すアクチュエータ (1) ... 72
- 7.1　ロボットのアクチュエータ ... 72
- 7.2　高分子ゲルアクチュエータ ... 74
- 7.3　機能性流体を応用したアクチュエータ ... 78
- 7.4　空気圧ラバーアクチュエータ ... 80
- 7.5　水素吸蔵合金アクチュエータ ... 83
- ◆課題 ... 83

第8章　筋肉を目指すアクチュエータ (2) ... 84
- 8.1　マイクロアクチュエータ ... 84
- 8.2　静電アクチュエータ ... 86
- 8.3　圧電アクチュエータ ... 88
- 8.4　超音波モータ ... 91
- 8.5　形状記憶合金アクチュエータ ... 93
- ◆課題 ... 95

第9章　血液と循環系の構造・機能 ... 96
- 9.1　血　液 ... 96
- 9.2　赤血球 ... 99
- 9.3　血管系と血管内の流れ ... 101
- 9.4　血　管 ... 106
- ◆課題 ... 109

第10章　バイオマテリアル　　110
- 10.1　バイオマテリアルとは　　110
- 10.2　生体適合性　　113
- 10.3　バイオマテリアルの具体例　　118
- ◆課題　　127

第11章　心　臓　　128
- 11.1　心臓の基本　　128
- 11.2　工学的な解析　　135
- ◆課題　　138

第12章　ヒトの死と脳死臓器移植　　139
- 12.1　死とは　　139
- 12.2　脳死と脳死臓器移植　　143
- 12.3　問題点　　147
- ◆課題　　149

第13章　脳死臓器移植に代わる医科学的アプローチ　　150
- 13.1　虚血性心疾患の治療　　150
- 13.2　最近の医療技術　　154
- 13.3　再生医療　　155
- ◆課題　　159

第14章　脳死臓器移植に代わる工学的アプローチ　　160
14.1　人工臓器　　160
14.2　人工弁　　162
14.3　人工心臓　　165
◆課題　　170

参考文献　　171
索　引　　175

第1章
生体の構造と機能の特徴

1.1 生命・生物とは

　生命の定義はむずかしい．しかし，次のような特徴があることは，誰もが認めるところだろう．①外界から区切られた構造をもつ存在であり（**細胞**を単位として**膜**が存在する），②外界と物資および情報を交換する能力をもつ（**代謝**するし**刺激**に反応する）とともに，③自己あるいは自己に類似する構造物を再生産する能力をもつ（**生殖**）．

　次に生命体である**生物**の特徴を挙げていこう．

1）進化と多様性

　個体の存在よりはるかに長い時間スケールで，個体の再生産が膨大に繰り返されることで，環境に適応するように進化して，さまざまな種類に分かれてきている．

2）外界と生命体の情報交換は物質的な方法による

　細胞とその外界の情報交換は，細胞膜を貫通するタンパク質の移動によってなされている．

3）代謝

　生体内では，外界から取り入れた物質をもとにした合成と分解（物質の交代）と，その物質の変化に伴って起こるエネルギーの生産や消費（エネルギーの交代）によって，生命が維持される．

4) 環境との相互作用

特に地上では常に重力に抗する必要がある力学的環境であることに留意するべきである．

1.2 生体の素材と組織

生体の素材は，タンパク質などの有機物，ハイドロオキシアパタイトなどの無機物，そして多量の水分からなる．生体組織は，骨や歯などの生体硬組織と，腱・靱帯，皮膚，筋肉などの生体軟組織に大きく分かれる．

硬組織の例として，骨の緻密質の構造を簡単にみていこう（図1.1）．緻密質は，骨の表層を占めるきわめて硬い部分であり，骨の長管軸方向に配向している多数の同心円状の層板構造からなる．血管・リンパ管や神経が走行するハバース管（中心管）を多数のハバース層板が同心円状に取り巻くこの層板構造を，緻密質の構成単位として**オステオン**（骨単位）と呼ぶ．各層板は有機質のコラーゲン線維が螺旋状に巻き上がった構造をしているが，隣接する各層板のコラーゲン線維は配向方向が異なっている．さらにこのコラーゲン線維には無機質である**アパ**

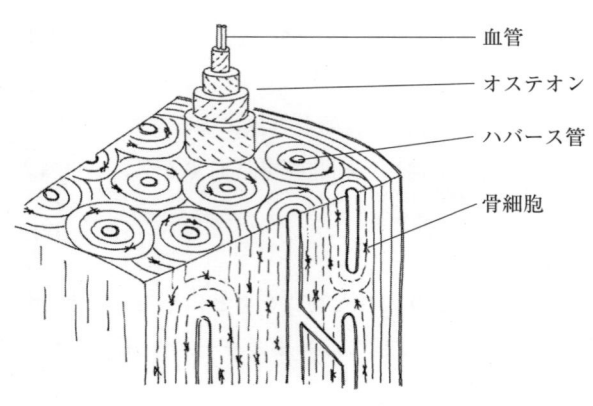

図 1.1 骨の緻密質の構造

タイトの結晶が沈着している．これら構造と構成が，骨特有の粘弾性と強度をもたらしている．

　軟組織の例として，動脈壁の構造を簡単にみていこう（図1.2）．動脈壁は大きく分けて内側から順に，内膜，中膜，外膜から構成される．**内膜**は，血流に接する単層の**血管内皮細胞**と少量の内皮下組織からなる．**中膜**が動脈壁の大半を占め，血圧や軸方向力に抗している．エラスチン線維が集合した**内弾性板**と**外弾性板**がある間隔で同心円状に配置し，その間にエラスチンの単線維，コラーゲン線維，**平滑筋細胞**が分布している．エラスチンが変形しやすいのに対して，コラーゲンは強く変形しにくい．また平滑筋細胞はさまざまな刺激や物質により収縮・弛緩する．その動脈がある位置（心臓からの距離など）によって，これらの含有率や配向が大きく異なることで，力学的特性が変わってくる．例えば**胸部大動脈**ではエラスチンが多く血管が大きく変形するので，血液を効率よく先へ運搬できる．それに対して下肢にある**大腿動脈**では，コラーゲンが多く血管が変形しにくい．

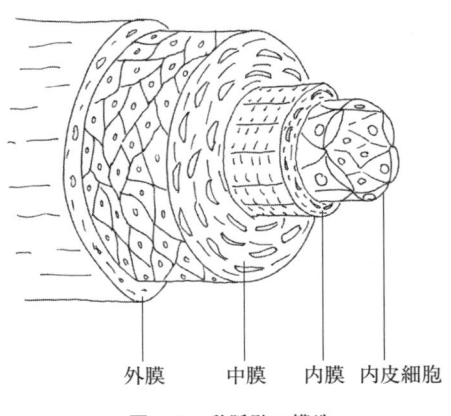

図1.2　動脈壁の構造

1.3 生体組織の特徴

(1) 材料特性

生体を扱うときには，生体組織の特徴を考量しなければならない．生体組織には，工業材料における一般的な仮定が適用できず，特有の考え方と方法論が必要になる．

- **複合材料**　複数の素材からなる
- **不均質**　素材が均一に配置されているわけではない
- **異方性**　それぞれの素材が機能に応じて配向している
- **大変形**　多くは比較的軟らかい材料からなり，非生体材料に比べて大きく変形しやすい
- **粘弾性**　弾性も粘性も含んだ力学的性質
- **非線形性**　特性が線形でないためにモデル化がむずかしい
- **非圧縮性**　大量に水分を含んでいるために圧縮しにくい

(2) 最適設計

生体は，合目的的に最適設計されているといわれている．例えば大腿骨や脛骨などの**長骨**（**長管骨**）では，**骨幹**（長手方向の中央部分）は均質一体の構造ではなく，表層は**皮質骨**と呼ばれる**緻密骨**でできているが，内側はほとんど空洞になっている（図 1.3）．これは断面積を少なくして最小重量で最大強度に設計するときの考え方に一致している．一方，骨端（長手方向の両端部分）では，その内

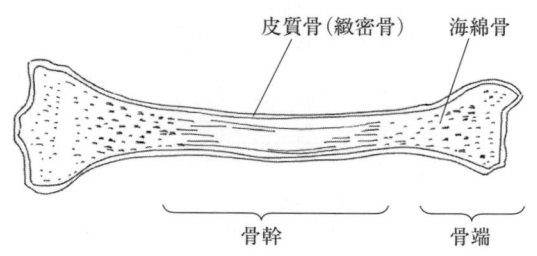

図 1.3　長骨（長管骨）の構造

側は細い**骨小柱**（または**骨梁**）から**海綿骨**が構成されている．この骨梁構造によって軽量化と構造強度の両立（最小材料で最大強度）を実現している．また，骨梁間の骨梁腔には**骨髄**があって振動や衝撃を緩和・吸収する役割も果たしている．

（3）恒常性と再構築および機能的適応

　生体は，周囲の環境の変化に対して，適応の許容限界以内では体内の環境を一定の状態に維持する**恒常性**と呼ばれる機能をもつ．

　その一方で，一度形成された組織や器官が代謝活動として**吸収・形成**される，あるいは**萎縮・肥大**することによって，構造や特性を変化させる機能もある．これを**再構築**や**機能的適応**と呼ぶ．例えば宇宙飛行士が宇宙空間（無重力状態）に長期間滞在したのちに地上（重力下）に帰還すると，骨カルシウム量が激減していることがある．これは体重の支持が不要になった状態への適応反応の表われである．生体の機能的な適応は，例えば**残留応力**として観察できる．血管を円環状に切り出して水に浮かべたままその一カ所を切断すると直ちに開くのは，内部に応力が存在していたことを示している．血管に通常の血圧が加わっているときには，血管壁の断面上に応力の傾斜や応力集中がなく，応力分布が一様となるように，血管壁にはあらかじめ力がかけられている．外力（血圧）が取り除かれたときにそれが残留応力として観察されるのである．

1.4　生体の構造と機能の特徴

　素材，組織，器官からなる体全体の構造と機構の特徴をみていこう．

（1）骨格構造

　生体は，多数の**骨**が**関節**で**骨格筋**により結合された**骨格構造**からなる．ヒトの骨格構造は，約200個の骨と600以上の筋からなる（図1.4）．

（2）関節構造

　関節には，部位と必要な機能に応じてさまざまな形態がある．股関節では，球面軸受け（ボールジョイント）のように三次元的に回転できる．膝関節や肘関節

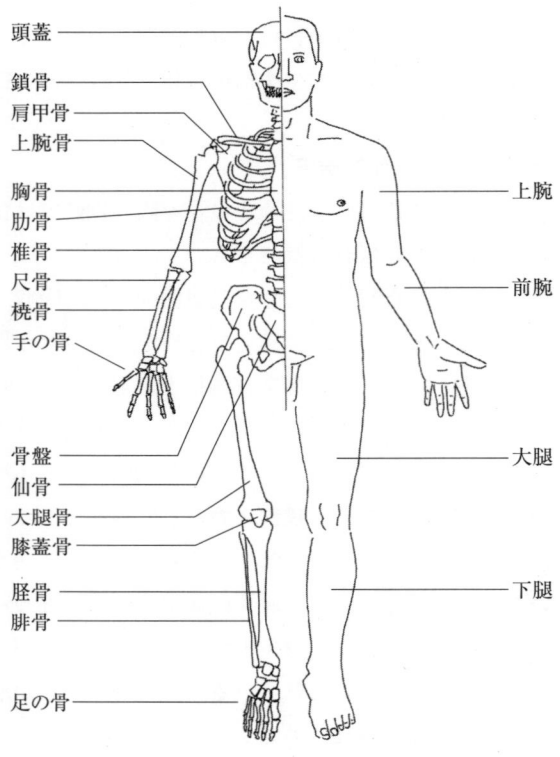

図 1.4 ヒトの骨格

では，簡単にモデル化すれば1つの軸まわりの平面内での回転動作になるが，実際には前後方向へのすべり運動を伴っていて，回転軸の位置は一定ではない．また関節では，骨と骨が直接接しているのではなく，骨が向かい合う摩擦面は高含水軟質の**関節軟骨**で覆われている．さらに関節全体が**関節包**という滑膜組織で覆われ，その中で滑膜組織の細胞が分泌する**滑液**によって低摩擦（摩擦係数 0.01 ～ 0.001）と低磨耗（70 ～ 80 年の耐久年数）が実現されている．

（3）筋構造

筋は収縮と弛緩しか行えず，伸張はできない．そこで関節を自由に動かすため

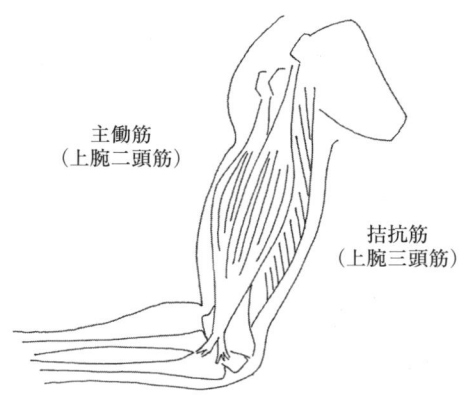

図 1.5 拮抗筋構造（上腕二頭筋と上腕三頭筋）

に，目的とする運動を行うための**主働筋**とその運動に対して反対側で調整する**拮抗筋**で構成される拮抗筋構造になっている（図 1.5）．この拮抗筋構造により，その関節が出力する回転トルクと回転剛性を同時に調整・制御できる．また主働筋と拮抗筋を同時に収縮させることを共縮あるいは共収縮と呼ぶ．共収縮した状態では，余分なエネルギーが消費され，外部への出力トルクが低下し，関節への負荷が増大するという短所があるが，むしろ接触圧分布が均等化して最大接触応力が減少する，また関節運動の巧緻性や動的安定性が向上する，という長所もある．

◆課題

いま自分が興味をもっている生体の特徴や動きなどについて，まずどうしてそのことに興味があるのかをまとめたうえで，図書館やインターネットなどを利用して調べてみよう．

第2章
生体工学とは

2.1 生物・生体と工学の関係

　工学において，例えば機械工学は4力学（材料力学，流体力学，熱力学，機械力学）を基礎としているといわれている．これらの力学を基礎にして，蒸気機関，鉄道，自動車や航空機などの輸送機械，生産機械や加工機械，制御機器やFA機器など，さまざまな機械システムがつくられてきた．さらに電子工学，コンピュータ情報工学，材料物性工学，化学プロセス工学などの周辺技術と連携することで，バイオプロセス機器などの化学機械，宇宙機器や環境機器などの特殊環境機械，ロボットなどのメカトロニクス機械などに発展してきた．

　それらに対して生物・生体は，①構造，構成，力学特性などの基本的な事項から未知な部分が多い，②生体を本来の姿や状態で扱うことがむずかしい（切り出すと死んでしまう），③生体は能動性をもつ，などの理由から人工システムとはまったく異なり，工学とは相容れないものだと考えられてきた．しかし生物・生体を工学的な視点から捉える学問分野を生体工学として，次のような理由からその重要性が認められてきている．

- 生体分子・細胞レベルから個体全体に至るまでの生体の構造と機能に対する高度な工学的考察が，生体をより深く理解する助けになり，医学・生物学の発展に貢献できる．
- 生体の正しい理解は，医学的診断・治療や保健・衛生に反映され，人の健康維持・体力強化などに役立つことで社会に貢献できる．

- 長い歴史の淘汰を経て，最適・理想的に設計されたとも見なせる生体の構造・機能の解析と理解が，工学の研究や技術開発に役立つ．

2.2 生体工学

1. 生体工学とは

生体工学とは，工学の立場から医学や生物学に関するさまざまな問題を扱う学問・研究領域である．それは立場や目的などにより，さまざまな名称で呼ばれている

- **生物工学**

    生物学寄りの立場
- **医用工学**

    医学を助けるという立場
- **生体医工学** BME または **医用生体工学**
- **医用電子** ME

    電気電子信号処理が主
- **生物機械工学** または **生体機械工学**

    機械工学的視点
- **バイオニクス**

    サイバネティクスに対応して，生物がもつ優れた機能を理解し，これを工学的に応用することを目的にする立場で，特に生体系の情報機能に関するもの
- **バイオメカニクス**

    生体力学．生命組織体全体の構造と機能を力学的観点から捉えて，生体の分子・細胞・組織・器官・個体のはたらきと生体総合性を解明するとともに，得られた知見を医学における診断，治療，予防および産業上や社会的な諸問題の解決などに応用することを目指す学問・研究領域

- ●バイオメカトロニクスやバイオロボティクス

  生体工学とメカトロニクスの融合や生体との関係を意識したロボット工学

2. 生体工学の分類

生体工学を，その対象，捉え方，立場によって分類すると，例えば次のようになる．

- ●生体要素の理解　生体を構成する素材・組織・器官などのレベルでの構造と機能を対象にした理解
- ●生体機能の解明　生体の素材や組織などにはあまり深入りせずに，構造体としての生体各部あるいは個体全体の（力学的な）仕組みを対象にした解明
- ●生命生体の保全　機能を健全に維持，強化，回復することを目的にして，体育やスポーツの観点からヒトの運動や作業を対象にする健康福祉科学，スポーツ工学，リハビリテーション工学など

また目的から分類すると次の3段階になり，それぞれに対する例を挙げておく．

（1）　基礎的研究—生体系の構造や機能を工学的に理解すること

1) 生体における構成物質，構成体の構造・形態・力学的性質

　生体分子，細胞，組織，器官などの構造・形態・物性・変形・強度など（材料力学に関連）

2) 生体内外の流れ

　血液，呼吸器，胃腸内物質，尿，関節などの生体内の流れや，魚類の遊泳，鳥類や昆虫の飛行など（流体力学に関連）

3) 生体における熱，酸素，物質などの交換・代謝

　生体組織・細胞の熱特性，生体内や皮膚を介した熱の移動，末梢部位における酸素や物質の交換など（熱力学に関連）

4) 臓器，器官や身体全体の力学的解析

　関節のダイナミクス，脊髄の機構・姿勢・歩行の解析，衝撃に対する身体の力学的解析，心臓や眼球の応力解析，聴覚器官の機能的解析，生体内音の伝播の解

析など（機械力学に関連）

（2） 医学的応用—工学技術を生体や医療福祉へ応用すること

1) 診断計測機器の開発

　血圧・血流測定装置，動脈硬化や新機能の診断装置，関節機能の試験装置など

2) 治療法の開発

　創傷の治療方法，心機能の補助・代行のための補助循環法，人工呼吸法，リハビリテーション技術など

3) バイオマテリアルや人工臓器の製造方法を含めた設計と開発

　人工皮膚，人工骨，人工心臓，人工弁，人工血管，人工肺，人工腱・靱帯，人工関節など

4) 補装具やリハビリテーション機器の設計と開発

　義肢・義足，車いす，介護ベッド，歩行訓練装置，介護介助ロボットなど

5) 健康維持機器や機能増進機器の設計と開発

　スポーツ器具や用具の設計と製作，最適運動法や強化トレーニング方法の検討など

（3） 工学的応用—生体の諸機能を人工物の設計製作に応用すること

1) バイオミメティクス（生体模倣）

　生物の運動や機構を模倣した機能をつくることであり，柔軟で多機能なロボット，機能性材料，知的構造物など．具体的には，ハニカム構造（蜂の巣にヒント得た軽量構造物），ボルテックスジェネレータ（フクロウの羽にヒントを得て微小突起群を付加して渦の発生を抑制した「のぞみ550系」のパンタグラフの風切り騒音の低減），競技用水着（サメの表皮を摸して流体抵抗を低減，カワセミの撥水性）など

2) 最適設計法の創出

　機能的適応法，形状創生法，生長変形法などの人工物の設計方法の開発とその応用

3) システム解析手法の創出

　大規模複雑システムの解析方法，モデリングとシミュレーションの方法などの

研究

3. 関連する機械システム

関連する機械システムを分類して例示し，そこで重要な技術を挙げてみよう．

(1) 診断装置
- 医用 X 線 CT（断層撮影）装置　X 線管を被験者の周囲に回転させるための高精度位置決め，取得した二次元画像の画質改善やカラー三次元表示などのさまざまな画像処理（図 2.1）
- MRI（磁気共鳴描画）装置　取得した二次元画像の三次元化（ボリュームレンダリング），位置合わせ（サブトラクション処理），血管内流れの表示，などのさまざまな画像処理技術，高磁場環境や高周波信号ノイズ環境で動作する補助支援装置（手術支援ロボットマニピュレータなど）の開発（図 2.2）

(2) 観察処置装置
- 内視鏡　前後左右に小回りして深くまで屈曲できる湾曲部の機構，術者が操作しやすいハンドルなどの操作部の構成（図 2.3）
- 超音波診断装置　電子部品を高密度実装して小型軽量化する技術，画像処理技術
- カプセル型内視鏡（2007 年 5 月から日本で販売が開始された）　マイクロ

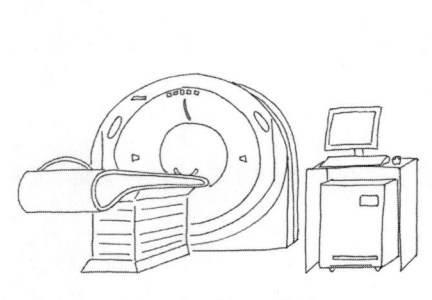

図 2.1　X 線 CT 装置

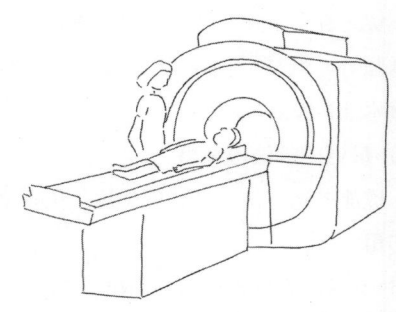

図 2.2　MRI 装置

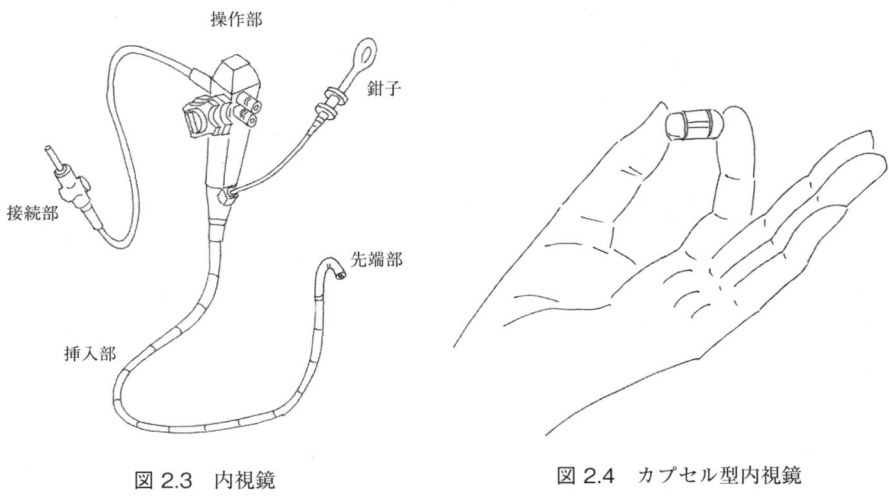

図 2.3　内視鏡　　　　　　　図 2.4　カプセル型内視鏡

化技術，安全技術（図 2.4）

(3)　福祉機器
- インテリジェント義手　筋電制御（図 2.5）
- インテリジェント義足　電気機械式アクチュエータや油圧式アクチュエータの制御（図 2.6）
- ソケットの設計製作　義肢と断端部を適合させるための CAD／CAM 技術や NC 工作技術
- 電動車いす　インタフェースを介した操作性と各種センサ情報を利用した運動制御（図 2.7）

(4)　手術用ロボット
- Zeus（米国 Computer Motion 社．内視鏡手術のためのロボットアーム．仏米間や日米間での遠隔手術を成功させている）　マイクロ機構技術，アーム制御技術，画像提示技術（図 2.8）
- daVinci（米国 Intuitive Surgical 社．心臓冠動脈手術などで高評価を得ている）　同上（図 2.9）

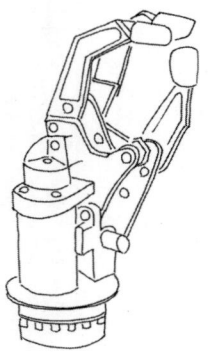

図 2.5　義手

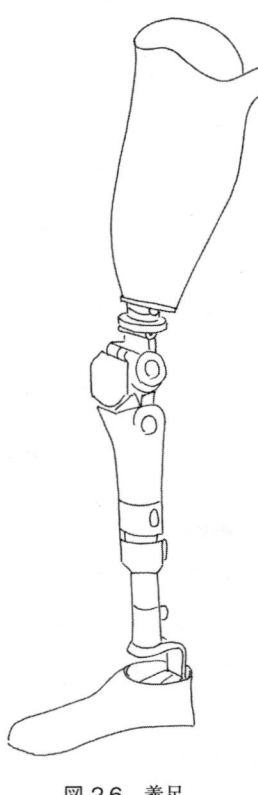

図 2.6　義足

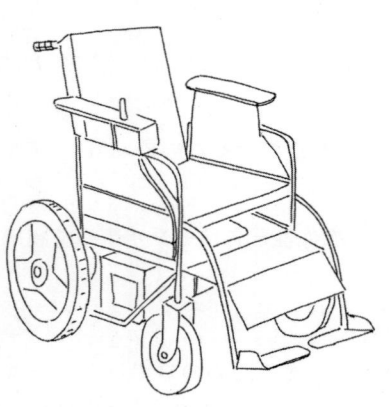

図 2.7　電動車いす

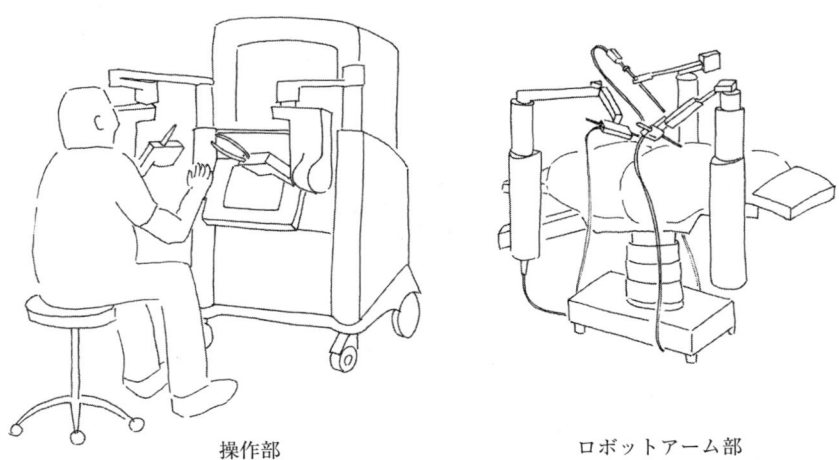

操作部　　　　　　　　　　　ロボットアーム部

図 2.8　手術用ロボット Zeus

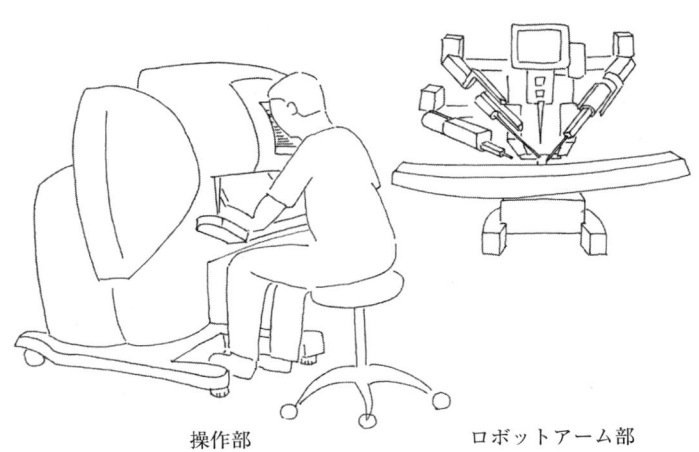

操作部　　　　　　　　　　　ロボットアーム部

図 2.9　手術用ロボット da Vinci

2.2　生体工学

2.3　生体工学の歴史

　ここでは，生体工学に関連する代表的な人物を挙げ，その歴史を概観しよう．

1) Pythagoras of Samos（約 570–479 頃 B. C.）

　古代ギリシャの哲学者．"ピタゴラスの定理"が有名である．脳を高度な活動を有するヒトの中心器官だと捉えた．

2) Hippocrates of Chios（約 460–375 頃 B. C.）

　古代ギリシャの最初の科学的な医師で，医学の父と呼ばれる．医師の倫理性と客観性を重んじ，その精神が"ヒポクラテスの誓い"として伝えられている．その医学思想の特徴は，①迷信と無知への挑戦（例えば癲癇は神がかりではなく脳に由来するものだと考えた），②思弁と仮説に対する拒否（経験と個別観察の帰納法や類推を駆使して物事に対処する姿勢），③四体液説（人の身体の構成要素として 4 種類の体液：血液，粘液，黄胆汁，黒胆汁を挙げ，この液体のバランスによって健康状態などが決まるとする説）などである．

3) Arisototle（384–322 B. C.）

　古代ギリシャの哲学者．すべての生物は霊魂をもち，これによって無生物と区別されるとした霊魂（生命）論を主張し，生物を栄養的（植物的），感覚的（動物的），理性的（人間）の 3 段階に分類した．また生体運動の観察と記述として，動物の解剖（解剖学）や鶏のヒナなどの成長観察（発生学）も行っている．

4) Leonard da Vinci（1452–1519）

　イタリアのルネサンス時代の画家，科学者．ヒトや動物運動を系統的に観察した．30 体以上の死体を解剖して詳細で正確な解剖図を残し，例えば心臓内の血液の逆流により弁が閉鎖する仕組みや，下行大動脈内に動脈硬化らしき石灰の沈着を記録している．また人体の比例図（理想的な比）を考案し，鳥やコウモリなどの飛行観察から人工翼，飛行機，プロペラ（空中こま）などの仕組みを提案している．

5) Galileo Galilei（1564–1642）

　イタリアで数学，物理学，天文学などにかかわり，運動解析のための実験的・

理論的基礎を確立したことで著名であるが，それらを医学に応用している．例えば発見した振り子運動の等時性を使ってヒトの脈拍数を正確に測定したり，骨を例にして相似による拡大縮小では物体の強度を設計できないことを示している．

6) William Harvey（1578-1658）

イギリスで王立医学校の解剖学教授であり，『動物における心臓の運動と血液に関する解剖学的試論』(1628) として「血液循環説」を発表した．それまでは，動脈と静脈がそれぞれ切り離されたシステムで血流は振動しているというガレノス説が信じられていた．前腕の動脈と静脈をしばると血流が一方通行であることがわかるという簡単な実験から血液循環説を説明した．

7) Rene Descartes（1596-1650）

フランスの哲学者（『方法序説』(1637) や「われ思う，ゆえにわれあり」という命題），数学者（デカルト座標系）であり，自然科学者でもある．ヨーロッパで最初の生理学の教科書『人間論』(1648，死後 1664 に公刊) を著した．機械的自然観をもち，動物の生体的な動きを自動機械装置系として表現しようとしたり，動物の心臓をモータと見なしたりした．そしてヒトだけが脳の中にもつ松果腺で肉体と精神が接触していると考え，目の神経活動の仕組みを考察したり，感覚的印象と運動的衝動の関連を実験している．

8) Giovanni Alfonso Borelli（1608-1679）

イタリアの数学者，天文学者であり，生理学者でもある．数学，物理学，解剖学の知識から，運動，呼吸，消化などを力学的観点から解釈している．『動物の運動について』(1685) では，ヒトの骨格系の運動を解析し，重心を測定したり，筋肉の運動を機械的な仕組み（てこ）と比較したりしている．

9) Robert Boile（1627-1691）

イギリスの科学者で「ボイルの法則」（温度が一定の場合，気体の体積は圧力に反比例すること）の発見が有名である．『空気の弾性とその効果に関する物理的機械的新実験』(1660) においては，排気ポンプを使って真空中での動物実験の結果（排気されるとネコが直ちに窒息死することなど）を明らかにしている．

10) Robert Hook (1635–1703)

イギリスの物理学者として，『ばねの力について』（1678）で発表された「フックの法則」（ばねの変形量と復元力の間に比例関係があること）で著名である．それ以前のオックスフォード大学在学中には知り合ったボイルの助手になって排気ポンプを製作している（実験科学者）．博物学の分野では，対物レンズと接眼レンズで構成される「複式顕微鏡」を製作し，その顕微鏡を使ってさまざまな物体（鉱物，植物，動物）を観察した記録『顕微鏡図譜』（1665）を発表した．そしてコルクの切片を観察して，それが多数の小部屋に仕切られていることを発見し，その小部屋を細胞 cell と名付けた．

11) Thomas Young (1773–1829)

イギリスの物理学者，医師，考古学者であり，ロンドン王立研究所の自然科学教授だった．『自然哲学と機械技術の講義』（1807）において，応力―ひずみ比を「弾性係数」あるいは「ヤング率」と定義したことで著名である．しかし最初はヒトの眼の研究から自然の光の研究に進んだ．ヒトの眼では，水晶体の曲率変化から目が焦点を調節する機構を説明したり，網膜の構造による色の識別機構を明らかにしている．そして干渉性や回折などの研究から光の波動説を確立し，三原色（赤緑青）理論（Young-Helmholtz 理論）のもとを唱えた．

12) Jean-L.-M. Poiseuille (1799–1869)

フランスの物理学者，生理学者であり，円管内の非圧縮性の粘性流体の層流流れに関する方程式として「ポアズイユの定理（ハーゲン＝ポアズイユの式）」を導き出したことで有名である．これは，イヌの動脈の血圧測定を基礎にして，毛細管の中の血液の流れの詳細な観察から導出されたものである．

13) H. L. F. von Helmholtz (1821–1894)

ドイツの生理学者，物理学者であり，ベルリン大学物理学教授やシャルロッテンブルク国立理工学研究所の理事などを歴任した．眼の研究では，検眼鏡や検眼計を発明し，『生理学的光学便覧』（1856–1866）において，眼にはそれぞれ赤，緑，紫の感覚を起こす3種類の神経線維があり，光がそれぞれの波長と強さでそれぞれの線維を興奮させるとする色覚学説を発表した．耳の研究では，『音感覚

教程』(1863)において,耳の音の高さを判断するのは,内耳にある蝸牛殻が共鳴器の役割をするからだと考えた.そのほかにも,神経経路の伝導速度や太陽の放射エネルギーの研究を行い,「エネルギー保存則」を数学的に定式化している.

2.4　関連する学会

生体工学に関連する学会(部門)には次のようなものがある.
- 日本機械学会　バイオエンジニアリング部門
- 計測自動制御学会　システム情報部門　生体・生理工学部会
- バイオメカニズム学会
- 日本生体医工学会(日本エム・イー学会)
- ASME, Bioengineering Division
- IEEE, Engineers in Medicine and Biology Division

そのほかにも細分化された分野ごとにさまざまな学会がある.

◆課題

(1) さまざまな学会のホームページにアクセスして,どのような特徴をもってどのような活動をしているのか,中を覗いてみよう.
(2) ロボット手術について,①紹介した Zeus や daVinci も含めてほかにもどのようなロボットが研究開発されているか,②どのような手術に用いられているか,などを調べてみよう.

第3章
感覚情報系の構造

3.1　感覚器と神経

1.　感覚器

感覚器は，さまざまな物理的あるいは化学的な情報を受け取り，それを神経パルス信号に変換する**変換器**である．刺激を受容する器官を**受容器**と呼び，感覚器と受容器はほとんど同じ意味で用いられるが，ときには受容器は情報の変換機構と感覚細胞のみを指し，それに対して，受容器に指示細胞や感覚神経などを含めて感覚装置として広く捉えたものを感覚器と呼んで区別することもある．ヒトの感覚機能における**五感**といえば，視覚，聴覚，触覚，味覚，嗅覚を指す．

2.　神経系の制御情報システム

感覚器の種類により受容器の構造は異なるが，感覚器と神経からなる神経系制御情報システムの基本構造はほとんど共通である（図3.1）．感覚器は，外界からのさまざまな刺激を検出して求心性の神経インパルスに変換する．聴覚と触覚は力学的な受容器，視覚は光学的な受容器，味覚と触覚は化学的な受容器である．変換された神経インパルスは，**求心性神経（感覚神経）**を経て，**中枢神経系**（脊髄および脳）に至る．中枢神経系では，ある情報は認識・記憶され，ある情報は判断に基づいて遠心性の神経インパルスを発生させる．発生された神経インパルスは，**遠心性神経（運動神経）**を経て，筋肉などの**効果器**に至り，外界に対する

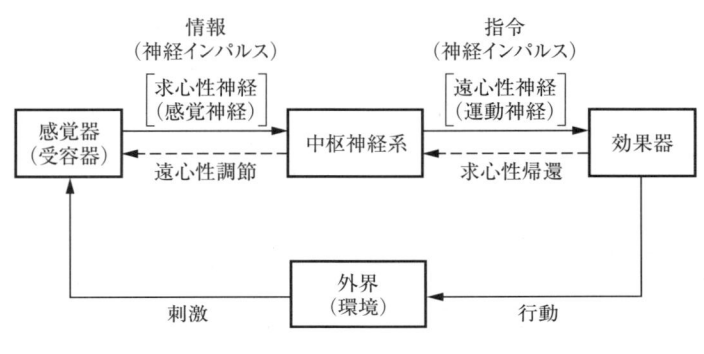

図 3.1　神経系制御情報システム

働きかけなどの行動となる．

3. 神経細胞

　神経細胞（ニューロン）は，神経を構成して情報伝達処理に特化した細胞である．神経細胞には種々の形態のものがあるが，細胞体と樹状突起や軸索で構成される（図 3.2）．**細胞体**の大きさは数〜 100 μm 程度であり，そこから樹状突起や軸索が出ている．**軸索**（神経線維）は細胞体から出る細長い線維で，パルス状波形の活動電位を減衰することなく伝送する．軸索の終端は，ほかの樹状突起あるいは細胞体の上に**シナプス結合**をつくる．**樹状突起**には，ほかの神経細胞や感覚器から神経インパルスを受け取るシナプスがたくさんある．**シナプス**（神経接合部）では，伝達してきた神経インパルスが化学伝達物資に変換され，最終的に細胞体の内部電気を変化させる．**興奮性**シナプス（信号を受け取ると**脱分極**が起こり，静止膜電位に対して正の電位が発生する）と**抑制性**シナプス（信号を受け取ると**過分極**が起こり，静止膜電位に対して負の電位が発生する）とがある．**活動電位**とは，なんらかの刺激に応じて細胞膜に沿って流れる微弱な電位変化のことである．いくつかのシナプスによる電位の時空間的な加算により，ある閾値を超えると，細胞体の膜が興奮して単発性の**スパイク**を発生する．このスパイクが，軸索を伝播して周囲の神経細胞への入力となる．

3.1　感覚器と神経　21

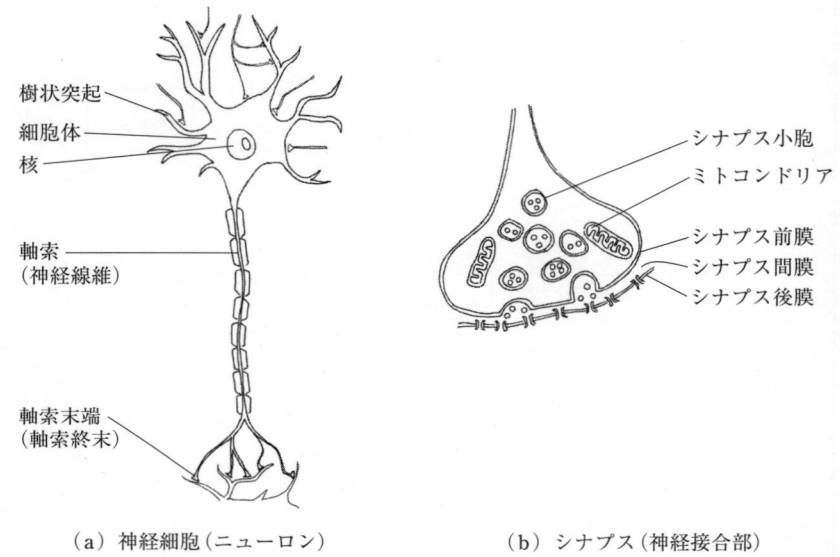

（a）神経細胞（ニューロン）　　　（b）シナプス（神経接合部）

図 3.2　神経細胞とシナプス

3.2　感 覚

1.　感覚の特性

　生体の感覚器の大きな特徴は，非常に感度が高く，ダイナミックレンジ（信号の最大値と最小値の比率）が広いことである．眼は1つの光子を感じるといわれ，匂いや味も動物によっては1つの分子で検出できる場合がある．またエネルギー単位で，人の眼は10の9乗，耳は10の14乗程度のダイナミックレンジがある．
　しかし感覚器から中枢神経系への情報伝達速度はあまり大きくない．そこで例えば機械から人への情報伝達系では，1つの形式で1つの感覚に複雑な情報を一度に提示することは避けるべきであり，いくつかの感覚情報を組み合わせたほう

が効果的に情報伝達できる．

2. 感覚の種類

表3.1に刺激が発生する身体部位による感覚の分類を，表3.2に最もよくその受容器を刺激できる適刺激の種類により意識する感覚の分類を示す．

表3.1 感覚の分類（刺激発生の身体部位による分類）

分類	内容
特殊感覚	視覚，聴覚，味覚，嗅覚，平衡感覚（特化した専用の感覚器官があり，脳で対応する）
体性感覚	1. 皮膚感覚：触・圧覚，振動感覚，温度感覚（温覚，冷覚），痛覚 2. 深部感覚：運動感覚（筋，関節，腱），深部痛覚
内臓感覚	臓器感覚（満腹・空腹感，渇き，便意，吐き気など），臓器痛覚

表3.2 感覚の分類（適刺激の種類による分類）

適刺激	感覚	感覚器官	受容器細胞
【機械刺激】			
圧力，振動	触圧・振動感覚	皮膚（パチニ小体ほか）	神経終末
筋張力	固有感覚	腱紡錘（ゴルジの腱器官）	筋外線維
位置と運動			
頭部の回転・傾き	平衡感覚，固有感覚	内耳（半規管，耳石器官）	有毛細胞
頭部の直線運動	固有感覚	内耳（耳石器官）	有毛細胞
筋の伸張	固有感覚	筋紡錘	神経終末
音	聴覚	内耳（コルチ器官）	有毛細胞
【光刺激】	視覚	眼（網膜）	視細胞
【温度刺激】	温覚，冷覚	——	神経終末
【化学刺激】			
水溶性物質	味覚	舌（味蕾）	味細胞
揮発性物質	嗅覚	鼻（嗅粘膜または嗅上皮）	嗅細胞
脳内化学物質	気分感覚	視床下部など	（解明中）

3. 感覚の強さ

刺激の強さと感覚の強さについては，次の用語がある．

- **動作域**　感覚器が捉えることができる刺激の範囲であり，限られた範囲内の刺激強度に対してのみ有効に働く
- **絶対閾値**　小さな刺激強度には応答しない，あるいは応答が認められるがその応答がごく小さいときの刺激強度の大きさのこと
- **感度**　絶対閾値の逆数であり，絶対閾値が低いと感度が高いことになる

- ●**弁別閾値**または**差閾値**　原刺激の強度 I に対して，感覚が区別できる最小の増分値 ΔI のこと

刺激の強さと感覚の強さの関係では，「Weber-Fechner の法則」と「Stevens のべきの法則」が知られている．

1) Weber-Fechner の法則

「刺激強度を dI だけ増加すると対応する感覚強度は dI/I に比例して増加する」とするものである．すなわち感覚強度の増加分は $dS = k\,(dI/I)$ であり，絶対閾値が Io（すなわち刺激強度 $I = Io$ のとき $S = 0$）なら，感覚強度は $S = k \log\,(I/Io)$ と表される（図 3.3）．

2) Stevens のべきの法則

Weber-Fechner の法則が適用できる範囲はあまり広くはなく，視覚・聴覚などでは I が中程度の大きさのときだけである．そこで開発されたのが，「感覚強度の変化の割合が，刺激強度の変化の割合に比例する」とするものである．$(dS/S) = m\,(dI/I)$ あるいは $S = a\,(I/Io)\,m$ で表される（図 3.4）．主観的な感覚を握力計に加える力で答えてもらうテストでは，さまざまな刺激について合致していることが報告されている．

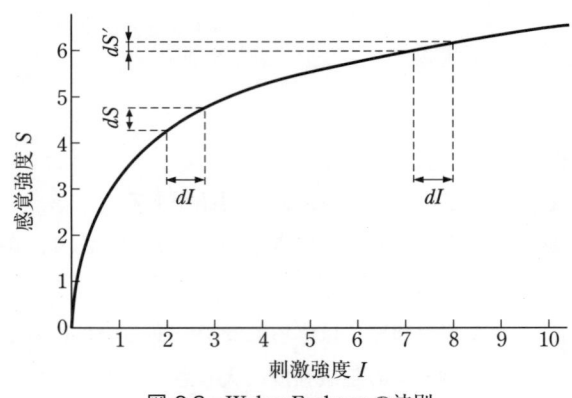

図 3.3　Weber-Fechner の法則

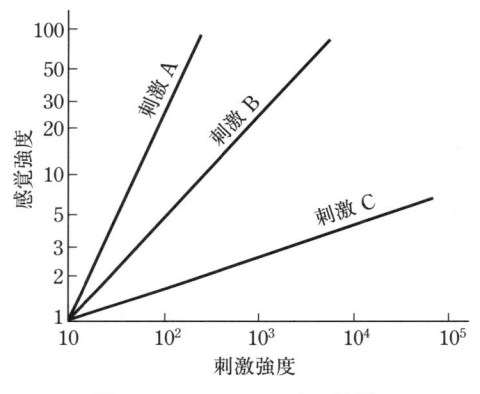

図 3.4 Stevens のべきの法則

4. 感覚の時間変化

　刺激が一定時間続くと，それに対応する感覚は薄らいでいく．これを**順応**という．順応には，受容器細胞で起こるものと，感覚神経線維で起こるものとがある．

　前者の受容器細胞は，相動性と持続性の大別される．完全な順応は**相動性**の受容器細胞で起こり，一定の持続刺激に対する応答は時間経過とともに弱まりやがて完全に消失する（例えば触覚にかかわる受容器細胞）．**持続性**の受容器細胞は，刺激が続くかぎり応答信号を出し続けて，刺激の強さに応じた一定値に落ち着いて消滅することはない（例えば姿勢維持のための身体部位の位置情報を中枢に伝える筋紡錘などの受容器細胞）．

　一方，感覚神経線維で起こる順応を**適応**と呼ぶ．一定条件下で発生させた活動電位による神経インパルス列が，時間の経過とともに徐々に発生頻度が減少する．視覚において視細胞の感度が周囲の明るさに対して変化する**光順応**がこの例であり，明るいほうになれるときは**明順応**，暗いほうになれるときは**暗順応**という．

5. 感覚の場所

1) 受容野

あるニューロンにつながっている受容器の細胞の存在領域，すなわちそのニューロンの守備範囲のことを**受容野**という（図3.5）．感覚系を構成するニューロンは階層構造になっており，階層間で結合の収斂と発散を繰り返すために，一般的に高次に進むに伴って受容野は広くなる傾向がある．また同じ刺激でも，受容野内の位置によってニューロンの応答は変わるし，応答の極性（興奮性，抑制性）も異なる．

2) 投影の法則

感覚は，それを起こした刺激の発生場所に投影されることで「ここに」感じることができる．これを投影の法則と呼ぶ．また感じた刺激の発生場所から，刺激を受けた身体の場所を特定することを**刺激定位**と呼ぶ．体肢切断者は，かつてあったが今はない体肢に触・痛みなどの感覚をもつ．これは切断部位が圧迫などの刺激を受けて，そこからは残存する神経経路から脳へ情報が伝達されるからだともいわれているが，これらを幻肢や幻肢痛と呼ぶ．

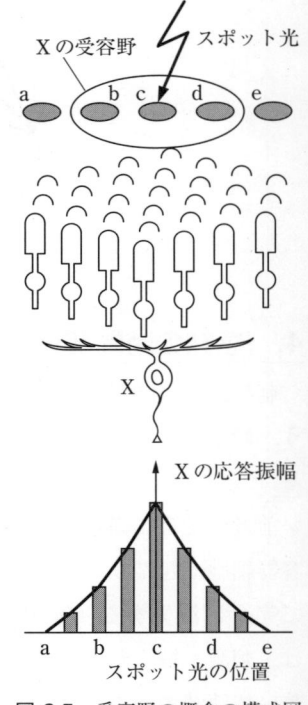

図 3.5 受容野の概念の模式図

6. 感覚の仕組み

1) 対比

感覚は，一様のものや不変な刺激に対しては反応がないか弱いが，変化や差異には特に敏感である．そこで強さや性質が異なる刺激が時間的に続いて起こる場

合や空間的に隣接している場合に，際立ち強調される．これを**対比**という．
2) 側抑制

　隣の細胞に対して，出力を出し過ぎないように，お互いに抑制するという性質がある．この神経メカニズムは，最初にカブトガニの複眼で発見された（図3.6）．対比は**側抑制**の結果として生じる仕組みである．視覚では，**マッハバンド**錯視（それぞれ均一色である帯が接しているが，濃い色と接する部分はより薄く，薄い色と接する部分はより濃く見える）（図3.7）や**ハーマン格子**錯視（要素図形の交差点に灰色の錯視点が生じて見える）（図3.8）が知られているが，皮膚感覚や聴覚にも認められている．

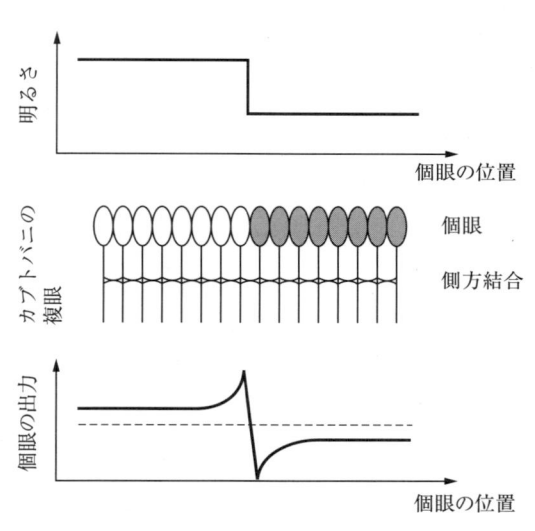

図 3.6　側抑制：カブトガニの複眼における個眼の応答の模式図

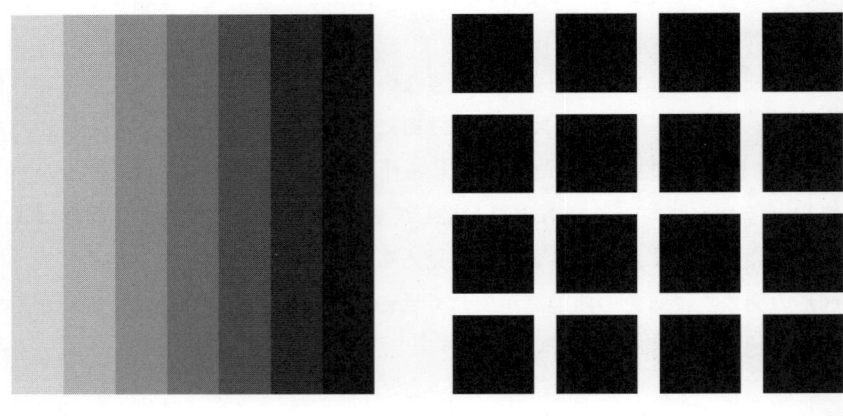

図 3.7　マッハバンド　　　　　　　図 3.8　ハーマン格子

7. 視覚・聴覚・触覚

人の五感のなかでも代表的な視覚，聴覚，触覚をいくつかの項目で比較してみよう（表 3.3）．

表 3.3　視覚・聴覚・触覚の比較

	視　覚	聴　覚	触　覚
接触／非接触	非接触	非接触	接触
指向性の有無	あり	なし	あり
時間分解能	低い（数十 Hz）	高い（数 kHz）	中位（数百 Hz）
空間分解能	高い（1 分 = 1/60 度）	低い（1 度）	中位（2 mm）
暗闇での機能	×不可	○可能	○可能

◆課題

最近の生体工学に関する新聞，雑誌（記事），学会誌（解説，論文など）を 1 つ取り上げ，概要を説明してそれに対する自分の考えをまとめてみよう．

第4章
感覚情報系の器官

4.1　皮膚感覚（触覚）

1. 皮膚感覚

　皮膚感覚は，体表に分布する受容器によって引き起こされる感覚であり，触覚，圧覚，温度感覚，痛覚などがある．

2. 皮膚感覚の受容器とその性質

　皮膚の触圧覚の受容器を図 4.1 に図示し，その性質を表 4.1 にまとめる．
　マイスナー小体は低周波の触圧センサーであり，**パチニ小体**はこれよりも高い周波数に応答する触圧センサーだといえる．両者の生理学的な周波数特性と心理

表 4.1　皮膚感覚の受容器とその性質

名　称	感覚の種類	受容器の位置	形　態	順　応	受容野
自由神経終端	温度，痛み，接触	表皮や真皮の深い部分	分枝型	特に遅い	
パチニ小体	接触，振動（加速度） 200 〜 300 Hz	皮下組織（真皮の奥）	有胞型	特に速い	大
マイスナー小体	接触，振動（速度，変位） 30 〜 40 Hz	真皮	有胞型	速い	小
メルケル小体	接触，振動（加速度） 250 〜 300 Hz	真皮	終盤型	遅い	小
ルフィーニ小体	持続する変位	真皮および皮下組織	終盤型	遅い	大
ピンカス小体	接触，圧力	真皮	終盤型	遅い	
毛嚢終末	接触，ゆれ 30 〜 40 Hz	毛根に巻き付くように	終末型	速い	

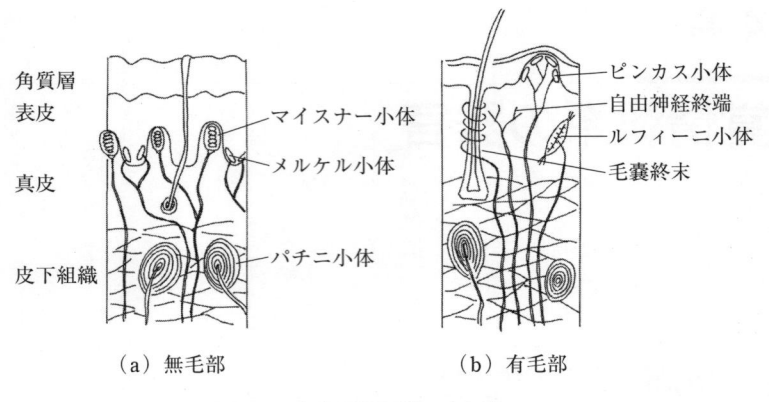

```
角質層
表皮         マイスナー小体       ピンカス小体
                                  自由神経終端
真皮         メルケル小体         ルフィーニ小体
                                  毛嚢終末

皮下組織     パチニ小体

   （a）無毛部              （b）有毛部
```

図 4.1　皮膚の触圧覚の受容器

物理学的な周波数特性とを比較するとよく一致し，振動刺激に対して最も敏感な振動数はおよそ 220 〜 230 Hz であることがわかっている．

3. 皮膚感覚の空間特性

空間的な感覚情報の入力特性には，2 点弁別能と空間定位能がある．**2 点弁別能**は，皮膚上の 2 点を同時に刺激した場合に，どの程度の距離まで 2 点として弁別できるかを示す．ある距離より近い 2 点を刺激すると，2 つの感覚が融合して 1 つとしてしか感じることができない．この限界値（最小値）を**同時 2 点弁別閾値**という．**空間定位能**は，皮膚上の 1 点を刺激されたときに，どの位置が刺激されたかを認識する能力（定位能）を示すもので，誤差の大小で表わす．ヒトの体表の機械的刺激に対するこれらは S. Weinstein によって測定され，顔面（特に唇，舌，鼻），指，胸，腹部で敏感であり，腕や足で鈍感であることが確認されている．

4. 皮膚感覚でのおもしろい感覚

1）仮想運動

皮膚上の異なる 2 点をある時間間隔をもって刺激すると，はじめの点から次の

点に連続してなぞるように刺激されたかのように感じる．これを**仮想運動**という．この現象を利用すれば，文字の線を筆順どおりに書いていくように指先を圧電振動子で刺激することで，情報を提示する場合に少数の素子を使って連続的な感覚を提示できそうだということが指摘されている．

2) ファントムセンセーション

2点の刺激の間で，距離や強度がある条件を満たすと，2点の刺激ではなく，それらの中間のある位置に融合した1つの刺激として感じる．これを**ファントムセンセーション**という．機械的振動刺激だけでなく，電気的な刺激でも生じる．

3) マスキング

聴覚における**マスキング**は，1つの音がほかの音によって隠蔽され，そのために音を聴く能力が低下する現象を指す．触覚におけるマスキングには，空間的マスキングと時間的マスキングとがある．**空間的マスキング**は，同時に多数個の刺激が身体に提示されたときに生じる抑制効果である．妨害刺激（マスク刺激）が増えると，検査刺激の閾値が妨害刺激の強度にほぼ比例して上昇する．**時間的マスキング**は，時間的に続く2個の刺激における抑制効果である．一般的に，妨害刺激が提示される0.1秒前から検査刺激の閾値が高くなり，両刺激が同時に提示されるときに最も高くなる．

4.2　聴　覚

1. ヒトの耳

音は空気中を伝播する疎密波（**縦波**）である．耳はその音を感受するために発達した器官であり，伝音分（外耳，中耳）と感音部（内耳）に分けられる（図4.2）．**外耳**は耳介と外耳道，**中耳**は鼓膜から耳小骨連鎖（ツチ骨，キヌタ骨，アブミ骨）まで，**内耳**は蝸牛から三半規管までを指す．

耳介で集められた音は**外耳道**を通り，中耳の**鼓膜**に達する．鼓膜の振動は，**耳小骨連鎖**を介して，内耳にある**蝸牛**の**卵円窓**（または前庭窓）に伝えられる．

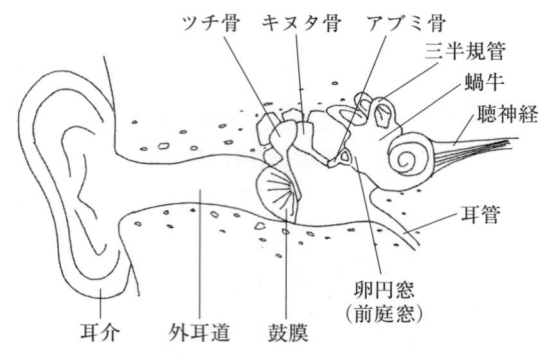

図 4.2　ヒトの耳

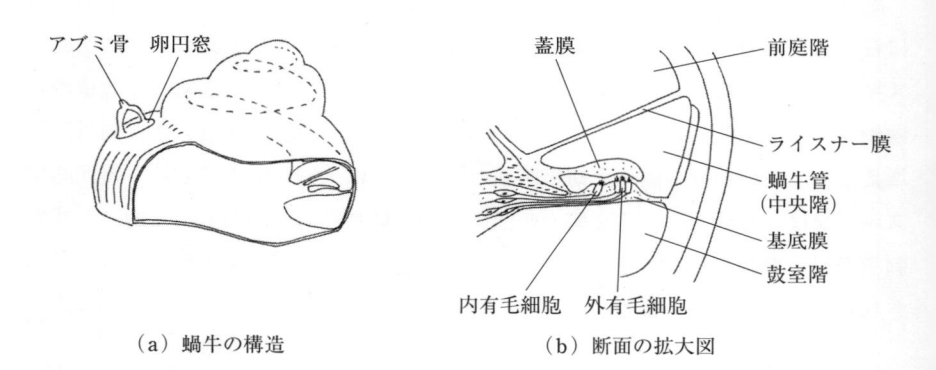

（a）蝸牛の構造　　　　　　（b）断面の拡大図

図 4.3　ヒトの蝸牛

　蝸牛は螺旋形をした器官であり，その内部は**ライスナー膜**と**基底膜**によって上下に3つの小室に分けられている（図4.3）．ライスナー膜の上の小室を**前庭階**，基底膜の下の小室を**鼓室階**，2枚の膜に挟まれた中央の小室を**蝸牛管**（蝸牛階または中央階），と呼び，それぞれはリンパ液で満たされている．基底膜の上には，音の受容細胞である**有毛細胞**が規則正しく並び，**蓋膜**がそれを覆っている．有毛細胞と蓋膜がなす構造を**コルチ器官**と呼ぶ．卵円窓の振動は，前庭階から鼓室階に伝えられ，基底膜とともにその上にある有毛細胞が振動する．
　有毛細胞からは，長さの異なる多数の感覚毛（傾くように動くが**不動毛**と呼

ぶ）が，蓋膜に向かって伸びている．基底膜が蓋膜に向かって押し上げられると，両者の位置に相対的なずれが起こり，蓋膜と接触している長い不動毛が有毛細胞の細胞体に対して傾く．この不動毛の傾き方によって，受容器細胞の電位が変化し，求心性神経の放電頻度が増減する．

2. 周波数の弁別と特徴周波数

卵円窓から伝わる振動は，リンパ液を介して基底膜に，奥へ向かう進行波を起こす．このとき進行波の振幅の包絡線が最大となる基底膜上の位置は，振動の周波数によって決まっている．基底膜は蝸牛の基部側で狭く厚く，蝸牛の頂側で広く薄くなっているので，基部側から先端側に行くにつれて進行波の振幅が最大になる周波数が低くなる．この周波数を基底膜上のそれぞれの位置での**特徴周波数**と呼ぶ（図 4.4）．基底膜が最大の変位を起こす位置にある有毛細胞が最も興奮させられ，その位置は周波数により異なるので，蝸牛は周波数弁別機能をもっているといえる．

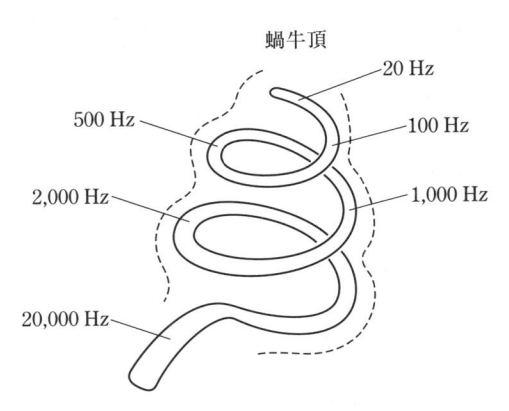

図 4.4 基底膜上の特徴周波数の分布の模式図

3. モデル解析

生体は簡単に実験ができないため，妥当なモデルを設定できれば工学的モデル

解析は，現象の解明や治療方法の検討のために，非常に有力な手段となる．

1) 中耳の有限要素法モデル

鼓膜と耳小骨連鎖と，耳小骨の動きに重要と思われる靭帯や筋を有限要素法 FEM でモデル化して，鼓膜の振動モードと耳小骨の振動挙動を解析した結果がある．鼓膜の後方部分が前方部分に比べて広い範囲で大きく振動していることや，ツチ骨とキヌタ骨が回転運動，アブミ骨がピストン運動して卵円窓の振動圧力を増幅することから，鼓膜で捉えた音を蝸牛のリンパ液に効果的に伝達していることが確認されている．

2) 蝸牛のモデル解析

蝸牛は螺旋上の複雑な形をしているが，最も単純化したモデルを考える．螺旋を直線，前庭階と鼓室階の高さと断面積を一定だと仮定して，流体力学のオイラーの方程式とラプラスの方程式などから蝸牛の一次元モデルの運動方程式を立てる．また基底膜を要素分割し，それぞれの要素を1自由度の振動系だと仮定して，リンパ液の圧力差を強制力とする基底版の運動方程式を立てる．これら2つの運動方程式を連立させ，境界条件と初期条件を用いた計算から，蝸牛入り口からの距離に応じた特徴周波数の分布や，刺激音に対する基底膜変位の時間挙動が確認されている．

4. 聴覚機能の補助・代行システム

聴覚障害者に対する機能補助・代行の方法は，補助装置・人工臓器，触覚の利用，視覚の利用に大別できる．

(1) 補助装置・人工臓器

1) 補聴器

補聴器は，聴覚障害者の難聴を補助するために，マイクで集音した音をアンプで増幅してスピーカーで発生する機能を小型化した補装具である．最近では，騒音を抑えて会話を強調し，個人の聴力にあわせた信号処理ができるデジタル補聴器が普及してきている．

2) 人工中耳

人工中耳は，慢性中耳炎に対する鼓膜形成術ができない症例について，鼓膜，ツチ骨，キヌタ骨の機能を代替する装置として，日本で開発された埋込み型補聴器である（図 4.5）．外界の音を，電気信号 → 電磁波信号（皮膚を介して送受信）→ 機械振動に変換してアブミ骨を加振する．人工中耳は体外部と体内部からなる．体外部はマイクロホン，電力増幅器，体外コイル，電池で構成され，耳掛け型補聴器のようなケースに収納されている．体内部は体内コイルとアブミ骨を加振する振動子で構成される．

3) 人工内耳

人工内耳は，耳小骨連鎖だけでなく有毛細胞も損傷しているが聴神経は正常な難聴者を対象として，蝸牛の機能を代行するものである（図 4.6）．残存する聴神経を直接電気刺激することで，音を認識させる．人工内耳も体内部と体外部からなる．体外部はマイクロホン，音声信号処理装置，送信コイルで構成される．体内部は受信器と，蝸牛に挿入される二十数個のチャンネルをもつ電極で構成される．音声信号処理装置で周波数分析などを行い，特徴周波数の部位に近い位置に

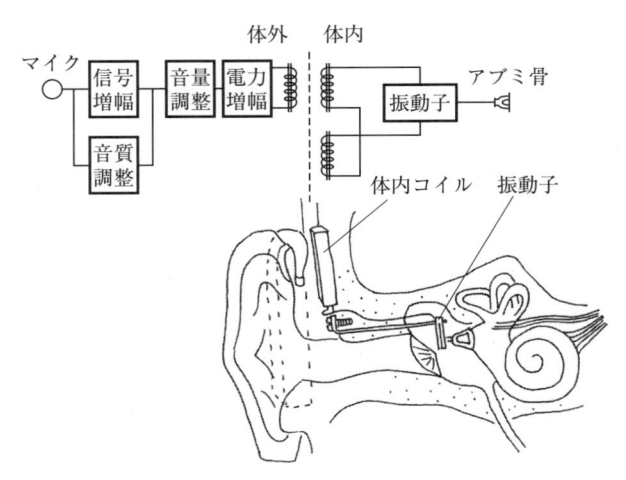

図 4.5 人工中耳の構造

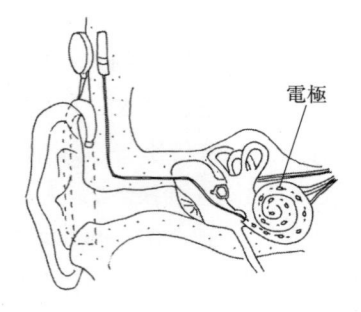

図 4.6　人工内耳の構造

ある電極へ電流を流す．聴神経が受けた刺激は中枢へ送られ，そこで最終的に音として認識できる．

（2）　触覚の利用

1）　触知ボコーダ

　触知ボコーダは，入力の音響信号を周波数分析して，機械的な振動刺激として指先に加えることで，認識してもらうシステムである（図 4.7）．音の高低を振動部位に，音の強度を振動強度に対応させる．北海道大学で研究開発された装置がよく知られている．しかし利用するには訓練が必要であり，単独で会話を完全に支援するには至っていない．手話や読話と併用してアクセントやピッチの変化などを提示する補助装置として主に使われている．

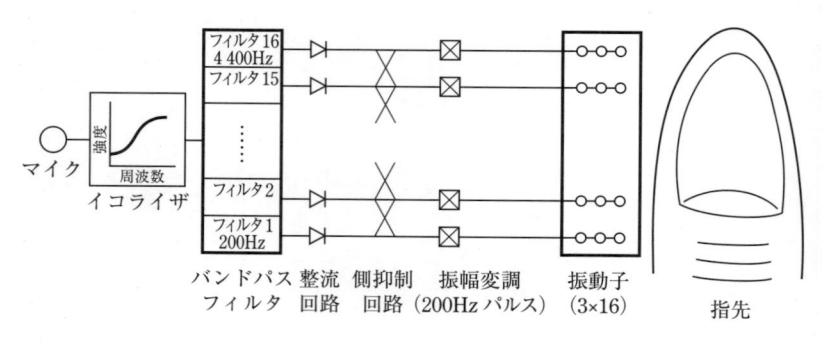

図 4.7　触知ボコーダの構造の模式図

（3） 視覚の利用
1) 読話, 手話

読話は, 会話において唇の動きから発話の内容を読み取ることであるが, 純粋に視覚的な情報だけから発話の内容を同定することは非常に難しい. 手話は, 手指動作（手, 指, 腕を使う）と非手指動作（顔における視線, 眉, 頬, 口, 舌, 首の傾き・振り, あごの引き・出しなど）を同時に使う視覚言語である. しかし手話も言語と同様に国によって異なっている.

2) 手話ロボット

手話をするロボットハンドとしては, 風船状ロボットのバボット（バボット工房）や, 指文字で表現するハンドのRALPH（スタンフォード大学）, などが知られている. また三次元コンピュータグラフィックスでは, ATM端末ガイダンス用に開発され手話アニメーションソフトウェアとして市販されているMimehand（日立製作所）や, フリーの手話学習ソフトウェアであるオアフくん（個人）, などがある.

4.3 視　覚

1. 視　覚

周囲の明暗や光の方向に反応するような, 光に対する感覚をもつ生物は多い. しかしさらに周囲の物を見るためには, カメラのように像を結ぶ目が必要になる. 目の代表的な構造は3種類ある.

1) 脊椎動物（魚類から哺乳類まで）の目

角膜と水晶体からなるレンズを使って, フィルムに相当する網膜で結像する, いわゆるカメラ眼である（図4.8）.

2) 頭足類（軟体動物のイカやタコなど）の目

レンズを備えたカメラ眼であることは脊椎動物と同じだが, それぞれは独立に進化したものであり, 頭足類では視細胞の並ぶ外側（光がくる方向と反対方向）

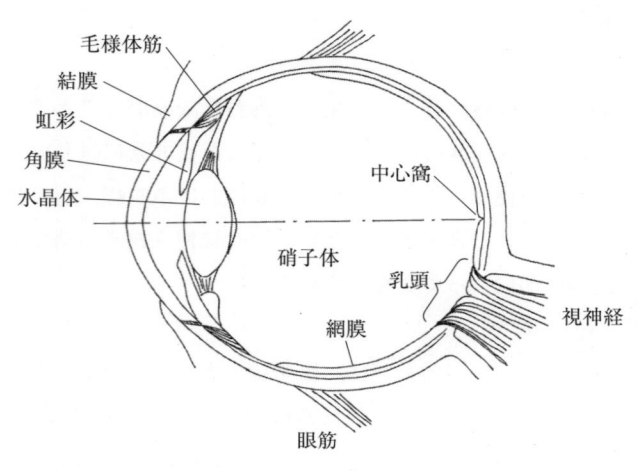

図 4.8　ヒトの眼球の構造

から神経線維が出ている．
3）複眼（甲殻類や昆虫の目）
　複眼は個眼と呼ばれる小さな目が集まったもので，1つひとつの個眼は特定の方向からきた光を認識するだけで，像を結ぶ能力はない．

2. 網　膜

　ここでは，脊椎動物の**網膜**をみていく（図 4.9）．網膜は眼球の一番奥に張り付いた薄い円盤形の神経組織で，ヒトの場合は厚さ約 1/4 mm で，面積約 1100 mm^2 の中に1億個以上の**視神経細胞**が含まれている．網膜上の視神経線維は視神経**乳頭**に集まり，そこから眼球の裏側へ出ている．乳頭には視細胞がないため，そこが**盲点**になる．網膜の中央でややくぼんだところを**中心窩**といい，ここでの視力が最もよい．

　網膜は，光刺激情報を電気信号に変換して脳へ送り出すだけでなく，さまざまな情報処理も行っている．網膜の神経ネットワークの構造は2段階に分けることができ，視細胞から双極細胞までを**外網膜**，双極細胞から神経節細胞までを**内網**

図 4.9 網膜の構造

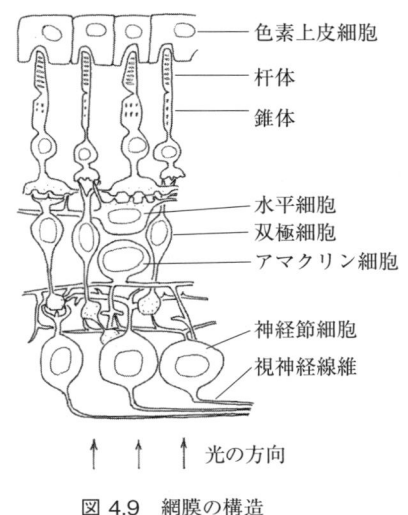

膜と呼ぶこともある．入射する光は，内網膜を通過して，最も奥にある視細胞に含まれる視物質に吸収されて視細胞を興奮させる．

1) 視細胞

　視細胞は，光刺激を電気信号に変える細胞であり，暗所での視覚に寄与する**桿体**と，明所での視覚に寄与する**錐体**に分類できる．桿体は光に対する感度が高く夜間など暗所で働くが，解像度は高くなく動作域は狭い．約 1.2 億個あり周辺部に多い．錐体は感度は桿体ほど高くないが，ヒトでは赤・緑・青に対応した 3 種類があって色覚に寄与する．解像度が高く動作域も広い．約 600 万個あり中心部に密集している．

2) 水平細胞

　水平細胞は，視細胞から直接信号を受け取るとともに，ほかの水平細胞と**ギャップ結合**を介して電気的に双方向に結合している．そのため 1 つの水平細胞に入力があると，それが遠くの水平細胞まで伝わり，局所的な明るさを平均化する役割をしている．

3) 双極細胞

双極細胞は，外網膜と内網膜をつなぐ細胞であり，連続的に変化する光応答を示すが，細胞の種類（ON 中心型と OFF 中心型）や光刺激の仕方によりその応答が異なる．

4) アマクリン細胞

アマクリン細胞は，双極細胞から入力を受け，水平細胞と同様に水平方向にも信号を伝達する．

5) 神経節細胞

神経節細胞は，網膜の最終的な出力を，活動電位の頻度（パルス密度）として視神経（軸索）へ伝える．

3. 視覚機能の補助・代行システム

視覚障害者に対する視覚機能の補助・代行では，その障害者が先天盲（生まれたときから，あるいは幼少時から重度の視覚障害を有する方）であるか，中途失明者（ある時期まで正常に視覚が発達したのちに疾患や外傷で視覚障害になった方）であるか，に留意する必要がある．視覚系におけるパターン認識能力は，視覚体験に基づく後天的な学習による神経回路網の自己形成（自己組織化）に大きく依存するからである．視覚の補助・代行システムには，触覚を利用するものと聴覚を利用するものがある．ここではコミュニケーション機器と歩行補助機器に分けてみていく．

（1） コミュニケーション機器

1) 点字

点字は，Louis Braille（仏）が 1825 年に，アルファベット 1 文字を 6 点（縦 3 × 横 2）で表現する 6 点式点字を発明したことに始まる．最近ではバリアフリーあるいはユニバーサルデザインの一環として，さまざまなものに点字の併記が行われることが多くなり，身近なものになっている．

2) オプタコン（Optical-to-Tactile Converter; OPTACON）

オプタコンは，スタンフォード大学教授の Dr. John G. Linvill が，視覚障害者

である娘のために，MIT（マサチューセッツ工科大学）の Dr. James C. Bliss の協力を得て 1966 年頃に開発した文字を読み取るシステムである．文字をカメラで検出し，光の濃淡に応じて触覚ディスプレイを駆動する．試作機では，24 × 6 個のフォトトランジスタで構成したカメラで文字を読み取り，5 × 2 cm の触覚ディスプレイ部分に指先を当てて，24 × 6 個の穴から頭を出している金属ピンの，圧電素子で駆動される振動による刺激を感じ取る．片方の手に持ったカメラで文字列に沿って移動させながら，もう一方の手の指先で文字パターンを認識していく．訓練すれば英文を毎分 100 語以上の速度で読めるという．1970 年に米国 Telesensory Systems Inc. が市販を開始し，日本では 1974 年にキヤノンが盲人用電子読書器として販売した．しかし米国では 1996 年に製造が中止され，2000 年に保守も終了してしまった．

3) TVSS（Tactile Vision Substitution System）

TVSS は視覚障害者に周囲の光景を認知する方法を提供するために，1964 年頃から米国 Smith-Kettlevel 視科学研究所で Paul Bach-y-Rita や Cater C. Collins などが開発を始めた．日本では 1974 年頃から和気典二らのグループで研究が進められた．システムは，TV カメラや半導体イメージセンサーなどを用いた光電変換部位と，ピンを用いた機械的刺激や電極を用いた電気的刺激を行う皮膚刺激装置からなる．例えば触覚刺激子をマトリクス状に並べた触知面をイスの背もたれに配置し，利用者は背中でパターン情報を知覚する．さまざまな開発システムにおいて，方向弁別，パターン知覚，奥行き知覚などの実験が行われた．しかし，日米いずれのシステムも装置が大型であることや，伝達できる情報量が視覚に比べて格段に少ないために，視覚代行器として日常的に用いられるまでには至っていない．

4) 触覚テレビ

カメラで捉えた映像を触覚刺激に変換して利用者に提示するという原理は TVSS と同じであるが，TVSS が触知面を皮膚に密着して固定するのに対し，**触覚テレビ**では，利用者が能動的に触知面上で指先を動かしながら，振動の強度や周波数の相違による触刺激に変換された視覚画像を知覚する．例えば製品科学研

究所（現・産業技術総合研究所）では，圧電型触振動子を配列した触覚TV用ディスプレイが開発された．しかし触覚特性が視覚や聴覚の特性と同一とは言いきれないため，こうした原理でTVの視覚画面を触覚的に伝達することは成功していない．

5) 二次元触覚ディスプレイ

OCR技術と音声合成の進歩によりテキストの読み上げは可能になったが，コンピュータのGUI化に伴ってコンピュータ画面上の画像情報を触覚化して伝えることを目的として，**二次元触覚ディスプレイ**が開発されてきた．触知面に二次元のパターン形状をつくり，それを利用者が能動的に指を動かしながら知覚する利用方法は，触覚テレビと同じである．触知ピンの駆動には小型ソレノイドや圧電型素子が用いられる．

6) 触覚マウス

触覚マウスは，一般のコンピュータマウスに小型触覚ディスプレイを搭載した構成であり，マウスの動きに応じた触覚刺激を利用者の指先にフィードバックして，図形情報を利用者に伝える．また例えばポインティング位置を音声で出力することによる簡単な地図情報の提示も試みられた．しかし，マウスは相対的なポインティングデバイスであり，画面上のポインタ位置の把握が難しいので，さらに聴覚情報の提示との融合や一般的なウィンドウ型アプリケーションに対応できるソフトウェアの開発などが進められている．

(2) 歩行補助機器

1) Mowat Sensor

Mowat Sensor（図4.10）は，暗闇の中で懐中電灯を手に持って歩行するときのように，センサーを手に持って前方の障害物を探索するように用いる．超音波パルス列を前方へ水平15 deg，垂直30 degの広がりで放射し，4 m以内に物体を検出すると，物体の大小や遠近に応じて，振動感覚で手に伝える．Pulse Data International社（ニュージーランド）のMowat Sensorは製造中止になってしまったが，最近ではより小型の製品としてGDP Research社（オーストラリア）のMini Guideやテイスク（横浜）のPalm Sonarなどが市販されている．

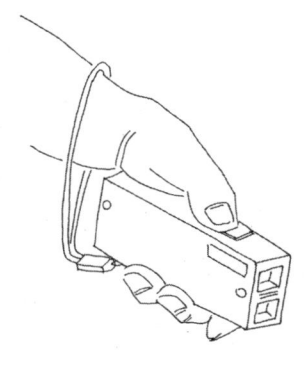

図 4.10　Mowat Sensor 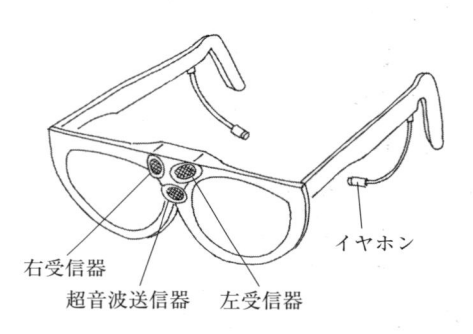　　　　　図 4.11　Sonic Guide

2) 超音波眼鏡

　Sonic Guide（図 4.11）は，Leslie Kay らによって開発された．超音波の反射原理を利用して障害物を検知する眼鏡型歩行支援装置である．中央部に超音波送信器があり，中央左右の 2 個の受信器で障害物の反射波を検出する．周波数が変動するノコギリ波を送信すると，送信波と受信波の周波数の差が波の時間差に比例し，また障害物までの距離に比例する．この周波数差に対応する周波数はヒトの可聴周波数なので，これをそのままヒトの耳に音として聴かせれば，距離の遠近を音の高低として識別できる．また左右それぞれの受信機からの差周波数の音を，それぞれ左右の耳に与えることで，両耳に聴こえる音の時間差から，障害物がある左右の方向も認識できる．その後，中心視野に相当する解像度の高い部位を加えた Trisensor（名称変更後 KASPA）も開発されている．

3) Laser Cane

　視覚障害者の障害物探知に最も広く用いられている白杖に，半導体レーザーや LED を内蔵し，障害物からの反射光をフォトダイオードで検出して距離情報を得る．Nurion-Raycal 社（米国）の Laser Cane は，単二電池 2 本を電源として，重量は 0.5 kg であり，白杖を握る人差し指への振動刺激や音声の高低で，視覚障害者にフィードバックするものであった．最近でも Sound Foresight 社（イギ

リス）の Ultra Cane や Bay Advanced Technologies 社（ニュージーランド）の Bat K Sonar Cane などの製品が市販されている．

4) 盲導犬ロボット

機械技術院工業技術研究所（現・産業技術総合研究所）では 1977～1983 年にかけて，盲導犬ロボットの研究が行われた．訓練のむずかしさや動物であるがための使用上の問題点が多いために，普及頭数が少ない盲導犬の機能を工学的に実現することを目指したものであった．MELDOG markIV では，「服従の機能」としてユーザーの位置を超音波で計測して先導走行する制御技術，「賢い不服従の機能」として各種センサーにより障害物を検出して回避走行する制御技術，「コミュニケーション機能」として皮膚感覚（腕の電極への微小電流）による情報伝達などを実現した．一般の街路などに対応するにはさらに多くの適用技術が必要であり，実用化には至っていない．

5) GuideCane

GuideCane（図 4.12）は，障害者のためのロボット技術による支援として，NavChair や NavBelt とともに，1990 年代にミシガン大学の移動ロボット工学研究室が取り上げたプロジェクトである．GuideCane は，8 個の超音波センサーと

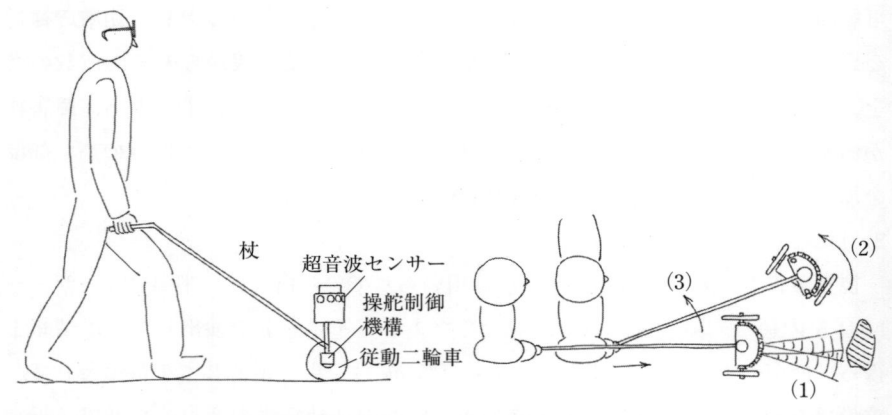

図 4.12　Guide Cane の構造の模式図：(1) 超音波センサーが障害物を認識．(2) 障害物を回避するように自動的に操舵．(3) 杖の動きを感じてそれに従って進む．

鉛直軸まわりに旋回する操舵制御機能だけをもつ従動二輪車を，白杖の先に取り付けることで，超音波センサー情報を基にした障害物回避機能を白杖に加えたものである．従動二輪車は障害物を回避するように自動的に操舵され，経路が変更されたことは，握っている白杖の動きによってユーザーは容易に感じ取ることができるので，ユーザーはただそれに従って進み続ければよい．すなわち，障害物回避が全自動で行われて直感的に操作すればよく訓練を必要としないことや，車輪回転データとジャイロデータなどから自分の位置情報も取得できることなどが利点である．コストパフォーマンスやメンテナンス体制などの理由からまだ市販はされていない．

◆課題

　ヒトの感覚情報系の特徴，それらを補助代行するシステムを開発するときの留意点をまとめるとともに，開発システム例を１つ取り上げて調査し，まとめた内容と対応させてみよう．

第5章
細　胞

5.1　ミクロの世界へ

　細胞から分子や遺伝子へ，生体におけるミクロのレベルでの現象とそのメカニズムの解明に，関心が集まっている．工学でも，例えば破壊力学といえば，以前は経験と実験に基づいて破壊の形式を分類し，経験式を導き出して破壊基準を確立するものであったが，現在では分子動力学を使って分子原子レベルでの計算もするようになった．また金属疲労といえば，従来は応力振幅（応力の最大と最小の差）と材料が破壊するまでの繰返し回数を，これも実験から S–N 曲線または疲れ曲線を求めて定式化するものであったが，近年では X 線回折を利用した結晶構造の解析，透過型電子顕微鏡（TEM）による相転移の研究，走査型電子顕微鏡（SEM）による破断面の表面観察，走査型トンネル顕微鏡（STM）を使った原子レベルの検討など，ミクロのレベルで研究がなされている．

　細胞は顕微鏡を使わなければ見ることができないのだろうか？　いいえ，身近で簡単に見ることができる大きな細胞としては，例えば鶏卵の中の卵黄がある．これは巨大な1つの細胞である．ただし有精卵（受精卵）の場合は，鶏の体内で胚の細胞分裂が始まっているので，卵全体は1つの細胞ではない．またヒトの神経細胞の軸索は，脊髄中に数十 cm も伸びるものもあり，最も長い細胞はこれかもしれない．

5.2 細胞

1. 細胞と生物

細胞は，生物体が生物活動を営むための最小の構造上および機能上の単位である．細胞の多くは，**核**とその周囲にある**細胞体**が，**細胞膜**によって仕切られた構造をしている（図 5.1）．

細胞は，その内部構造から原核細胞と真核細胞に分けられる．**原核細胞**にははっきりした核の境界がなく，細胞質はほとんど構造がない．原核細胞から構成される**原核生物**は，真正細菌（ラン藻や大腸菌などのいわゆるバクテリア）と古細菌（海底火山の熱水鉱床付近に生息する好熱菌，死海などの高塩濃度の環境に住む高度好塩菌，ウシの胃腸内などに存在するメタン菌など）である．一方，**真核細胞**には，二重膜で区切られたはっきりした核があり，膜で仕切られた複雑な**細胞小器官**が多数ある．原生生物，真菌，植物，動物といったほとんどの生物は，真核細胞からなる**真核生物**である．

また生物は，単細胞生物と多細胞生物にも分類できる．**単細胞生物**は，1つの細胞だけからできている生物のことで，細胞分裂により個体が増殖する．細胞内の原形質流動により仮足（偽足）を使って運動するアメーバ，繊毛で運動して餌

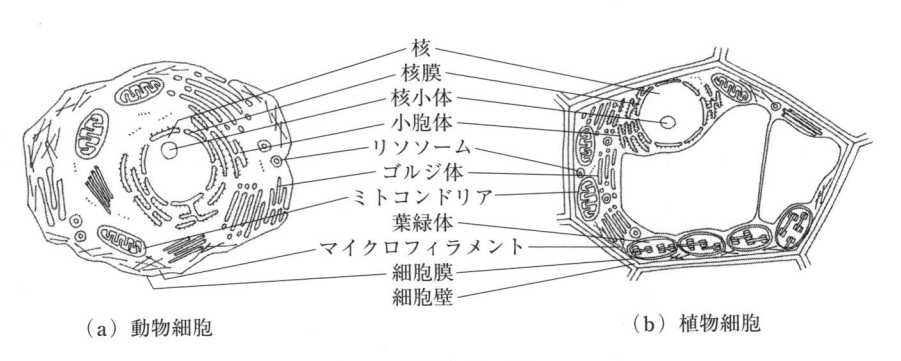

（a）動物細胞　　　　　　　　　　　　　　（b）植物細胞

図 5.1　細胞の模式図

を取り込む細胞口をもつゾウリムシ，鞭毛で運動しながら葉緑体をもち光合成をするミドリムシが有名である．一方，**多細胞生物**は，複数の細胞から体が構成されている生物であり，植物や動物はすべて多細胞生物である．これらは，細胞が集合して**組織**，特定の機能を果たす**器官**や系をなし，**個体**を構成している．

　植物細胞と動物細胞と区別する重要な特徴は細胞壁と葉緑体である．植物では，**細胞壁**によって細胞の内容物が保護され，細胞の大きさが制限される．また細胞壁は植物が生きていくうえで重要な構造的・生理的役割を果たし，輸送・吸収・分泌に関与する．**葉緑体**は植物や藻類に見られる細胞小器官であり，光合成を担っている．葉緑素などの光合成色素を含んでいるのではっきりした色がある．

2. 細胞の構成要素

1) 核

　核は，普通の細胞では1つだけ含まれる．遺伝情報が記されているDNA（デオキシリボ核酸）の保存と複製に関連するだけでなく，細胞内で行われるさまざまな活動を制御する．

2) 小胞体

　小胞体は，生体膜が折り畳まれて細胞内に存在するものである．表面に**リボソーム**を付着させている**粗面小胞体**では，細胞外へ分泌されるタンパク質が合成される．

3) ゴルジ体

　ゴルジ体は，小胞体で合成された分泌タンパク質に化学的な修飾（糖鎖修飾）を加える．その後，タンパク質を入れた**分泌小胞**がゴルジ体から分離し細胞膜と融合して，タンパク質が細胞外に放出される．

4) リソソーム

　リソソームは，ゴルジ体で合成された加水分解酵素（消化酵素）を貯蔵し，細胞内で物質を輸送する**エンドソーム**と融合することで，それを分解吸収する．

5) ミトコンドリア

　ミトコンドリアは，糖などを酸化して得たエネルギーから，アデノシン三リン酸（ATP，エネルギー伝達体）をつくる．酸素を使って二酸化炭素を出す反応なので，**細胞呼吸**と呼ばれる．また核にある DNA とは別に独自の DNA をもつ．そこで Lynn Marqulis は 1970 年に真核生物は原核生物を取り込むことで進化したとする「**細胞内共生説**」を発表した．瀬名秀明氏の『パラサイト・イブ』はミトコンドリアの共生起源説などに基づいた小説である．

6) 細胞膜

　細胞膜は，**脂質二重層**と呼ばれる構造で細胞の内外を隔てている（図 5.2）．すなわち，親水性と疎水性の両方の性質をもつ極性脂質，特にリン脂質が，親水基を外側に，疎水基を内側に向けて，二層となって向かい合う構造を基本とする．また脂質膜の中に埋め込まれていたり結合したりして点在しているタンパク質には，細胞内に物体を輸送する，細胞外から情報を受け取る，膜を強くするなどの働きがある．これを**膜タンパク質**と呼ぶ．

7) 細胞質

　細胞質は，細胞から構造体を取り除いた後に残る，寒天を溶かしたようなどろどろとした液状（ゾル状）の部分のことで，タンパク質などの巨大分子や，その他の小分子が含まれている．

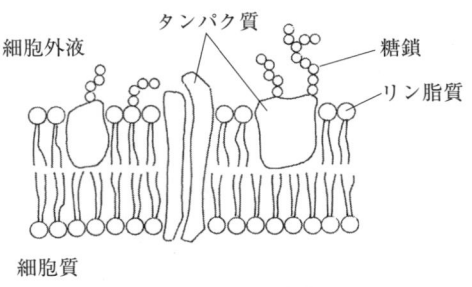

図 5.2　細胞膜の模式図

3. ヒトの細胞

一人のヒトをつくっているのは約200種類,約60兆個の細胞である.部位に応じたさまざまな細胞がヒトを構成している.血液中には赤血球,白血球,血小板など,血管壁には血管内皮細胞や血管平滑筋細胞など,筋(収縮機能がある)には骨格筋細胞や心筋細胞など,皮膚には上皮細胞,角質細胞,線維芽細胞(コラーゲンを合成する)など,骨格には造血細胞(主に骨髄にある),骨芽細胞(骨を合成),破骨細胞(骨を破壊)など,ほかにもさまざまな特徴や性質をもった細胞から構成されているのである.

5.3 細胞の操作

1つひとつの細胞に対する操作の方法を,機械的操作,電気的操作,光学的操作,化学的操作に分けて具体例を挙げておく(表5.1〜5.4).

表5.1 機械的操作

種　類	具体例
吸引,吸着	細胞の保持,細胞の力学的性質の研究
接触	繊毛・鞭毛運動の力の測定
挿入,刺入	2本の針の挿入による分割・切断
窄孔	卵細胞の付活(活性化)
切断,切除	細胞を有核・無核断片へ切断
除去	細胞核を除去(脱核)
注入	DNAなどを注入
移植	細胞核,分裂中心の移植
撹拌	マイクロを通して超音波を伝導し細胞質を局所的に撹拌

表5.2 電気的操作

種　類	具体例
電位測定	ガラス微小電極やpH電極やイオン電極などによる細胞内環境の測定,パッチクランプ法(パッチ電極と生体膜の間で電位や電流を記録)
電流測定	振動電極による細胞外電流の測定(表面電位の違い,電流分布)
電気刺激	筋肉の局所収縮,細胞運動
窄孔	電流印加による細胞膜の絶縁破壊(ATPの細胞内導入,細胞融合)
電気注射	電荷をもつ物質を電流印加で電気泳動の原理で細胞内へ導入
加熱	筋肉の局所加熱(細胞内の代謝活性やタンパク質の重合能を変えて分裂などの細胞の特性を調べるなど)

表 5.3 光学的操作

種類	具体例
窄孔,破壊	紫外線やレーザー光による窄孔,局所破壊
加熱	レーザー温度ジャンプ法(光熱変化で温度を上げる)
分解,失活	DAN・タンパク質・コルセミド(試薬の一種)の分解,失活
架橋	タンパク質相互の架橋
放出,生成	ケージド化合物による Ca^{2+} の放出,cAMP の生成
蛍光消光	分子動態研究(Ca^{2+}で発光するタンパク質や pH で蛍光量が変化する色素を注入し,細胞内の Ca や pH 濃度を測定)
捕獲	レーザートラップ法(光ピンセット)

表 5.4 化学的操作

種類	具体例
化学刺激	(いろいろな化学物質に対する細菌や精子などの)走化性の研究
生体染色	(発生途上の胚に局部生体染色して染色部分の変化を観察する)発生学の研究

5.4 生体分子と細胞のバイオメカニクス

1. 生体分子の力学特性

生体分子の力学特性を計測する方法として,これまでに報告されている主なものを挙げると次のようになる.

- ●原子間力顕微鏡(AFM)を用いる方法　原子間力顕微鏡は,カンチレバー(片持ち梁)の先端に取り付けられた探針を,測定対象に接触させて表面をなぞったり,一定間隔に保ってトレースすることで,表面形状や力学特性を計測できる.例えば AFM の探針と基板の間に挟んだタンパク質分子を上下に引き伸ばして,探針の取り付けられているカンチレバーのたわみ量を計測することで,タンパク質を引き伸ばす力を求め,最終的にタンパク質の力—伸び曲線を求める.
- ●光ピンセットを用いる方法　光ピンセットは,レーザービームのもつ放射圧を利用して,微小な粒子や細胞を非接触で捕捉する技術である.レーザー光を開口数の大きい高倍率の顕微鏡対物レンズで集光すると,その焦点付近に微粒子(直径 1 μm 程度のプラスチックビーズなど)を捕捉することがで

きる．例えば細胞骨格の1つである微小管において，光でトラップされた粒子の変位と顕微鏡ステージに加える力の関係から対象物の剛性を求める．
- ガラスマイクロニードルを用いる方法
- 生体分子を含むゲルあるいは溶液の粘性や音の伝播速度から求める方法
- 細胞自体の特性から推定する方法
- 熱振動現象から推定する方法

2. 細胞質の粘性

　細胞の内部は，細い線維や細胞小器官が多数存在する複雑な構成になっており，固体と液体が混在している状態である．細胞質は不均質であるため，方法によって異なるデータが報告されている．
- 細胞膜を破壊して細胞全体の流動状態を計測する方法
- 細胞質におけるショ糖，デキストランなどの分子の拡散状態，あるいは鋼球の移動状態を計測する方法　　例えば粒子の移動のデータをストークスの法則に当てはめて流体の粘度を求める．

3. 細胞の粘弾性や収縮力

　方法によって，薄い膜で液体を包んだものとみなす，あるいは細胞全体を粘弾性の固体とみなすなどと細胞のモデルが異なるので，実験結果に対する評価も異なる．
- マイクロピペットで細胞を吸引する方法　　例えば赤血球や血管内皮細胞について，液体を薄膜が包んでいるものだとみなして，膜のせん断弾性係数を求める．
- マイクロピペットにより細胞を保持して引張力を加える方法　　細胞の受動的な引張特性や，薬物刺激などによる能動収縮特性などを計測できる．
- 原子間力顕微鏡（AFM）を用いる方法　　AFMの探針の先端を細胞表面に押し当てることで，押込み力と細胞の局所変形量の関係からその力学特性を求める．

- 細胞を平板によって圧迫する方法
- 細胞内に挿入した磁性粒子の移動により膜を変形させる方法
- 多孔質の膜に細胞を含んだ液を流す方法

5.5 細胞の誕生と死

1. 誕 生
（1）受 精
　受精により，**半数体**（染色体数が n 個：精子と卵子）から**二倍体**に戻る．卵割を繰り返し，桑実胚，胞胚，嚢胚を経て，胚は次第に成体に近づいていく．
（2）分 裂
　成体になっても，膨大な数の細胞が毎日失われ，それに見合った数の細胞が細胞分裂によってつくられる．分裂・再生からみると細胞は次の3種類に分けられる．
1) 分化した（専門化した）細胞で増殖能を失った細胞
　神経細胞，心筋，目や耳の感覚細胞などである．
2) 分化した細胞における分裂による細胞の誕生
　分化した細胞は，1〜2年に1回分裂して娘細胞をつくる．肝臓（一部を切り取っても元の大きさまで増殖）や腎臓（一方を取ると残りのほうが肥大してくる）がその典型例である．培養**線維芽細胞**を継代培養すると，約50回細胞分裂後に分裂能力を失う，という観察から，Leonard Hayflick は，ヒト線維芽細胞は無限に増殖できず，有限の分裂回数（**ヘイフリック限界**）の後，分裂能力を失うという仮説を1961年に提唱した．それがテロメアの発見で実証された．
3) 未分化な幹細胞による細胞の再生
　皮膚（上皮幹細胞），消化管（腸上皮幹細胞），精巣（精巣上皮幹細胞）などでは，娘細胞と幹細胞に細胞分裂する．造血組織（血液幹細胞）は多種類の細胞（赤血球，白血球（好中球，好酸球，好塩基球，単球，リンパ球），血小板）を

つくる.

（3） DNA 複製とテロメア（末端複製問題）

　テロメアは，染色体の末端にある反復塩基配列のことである（図5.3）．細胞が分裂する過程ではDNAが複製されるが，そのたびに複製されない部分（最末端のプライマーの長さに相当する 50～150 塩基分）があり，テロメアは短くなっていく．テロメアがある程度まで短くなると，細胞は分裂をやめるので，「細胞の命の回数券」とも呼ばれる．生殖細胞では，テロメラーゼという酵素によりテロメアが延長される．またテロメアとテロメラーゼは，細胞の老化と不死化を制御することで，がんの発生にも関与していると考えられている．大腸菌など原核生物は，環状構造のDNA（プラスミド）をもち，端がなくテロメアもないので，細胞分裂してもDNAが短くなることがない．そこで遺伝子組替えにはよく大腸菌を培養して用いるのである．

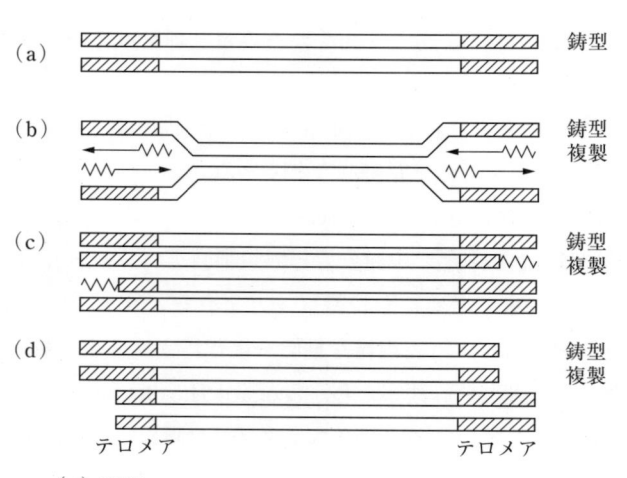

(a) DNA
(b) プライマー（複製するときの最初の足がかり）から一方向に複製される
(c) 複製終了
(d) プライマーが外れる．対応する鋳型側も複製後に分解される．複製のたびにテロメアが短縮する

図 5.3　DNA 複製とテロメア

2. 死

(1) ネクローシス（壊死）

　ネクローシスとは，生物の組織の一部が死ぬことである（図 5.4 (a)）．感染，物理的破壊，化学的損傷，血流減少により酸素供給が不足した場合などを原因として，細胞全体が膨らみ，ミトコンドリアは膨らんで崩壊し，細胞膜が破れて中身が流れ出てしまう．心筋梗塞（冠状動脈が動脈硬化により血管内腔が閉塞し，心筋細胞が酸素不足となり，細胞壊死に至ること），肝臓障害（劇症肝炎，アルコール性肝障害，肝硬変，肝脂肪），放射線障害（死細胞集団が壊死層を形成する），**筋ジストロフィー**（生化学的仮説では，筋膜の異常から Ca イオンが細胞内に流入し，細胞内タンパク質が分解され，細胞が壊死に至る，とされる），**凍傷**（主に 0℃ 以下の寒冷な環境などにより，皮膚などの末梢組織が凍結することによって生じる傷害のこと．皮下組織まで障害が及ぶと細胞が壊死する），**褥瘡**（患者を同じ体勢で長期間寝たきりにさせておくと，ベッドとの接触部分で末梢血管が閉塞し，組織的に壊死を起こす．床ずれ）などがある．

(2) アポトーシス（計画細胞死）

　アポトーシスとは個体をより良い状態に保つために積極的に引き起こされる管理・調節された細胞の自殺のことである（図 5.4 (b)）．細胞が縮み，核が凝縮し，細胞表面の微じゅう毛が消え，核が断片化し，続いて細胞も断片化して大小の小胞（アポトーシス小胞）になる．正常な組織形成や病原体などによる異常への対処として働く．例えば生物の発生過程では，あらかじめ決まった時期，決まった場所で細胞死が起こり（**プログラムされた細胞死**），これが生物の形態変化などの原動力として働いている．有名な例は鳥類の後肢の足指の形成である．ニワトリでもアヒルでも，まず大まかな足の形がつくられる．そしてニワトリでは指の間の細胞がアポトーシスの過程で死んでいく．一方，アヒルではアポトーシスがあまり起こらないので足指の間に水かきが残る．

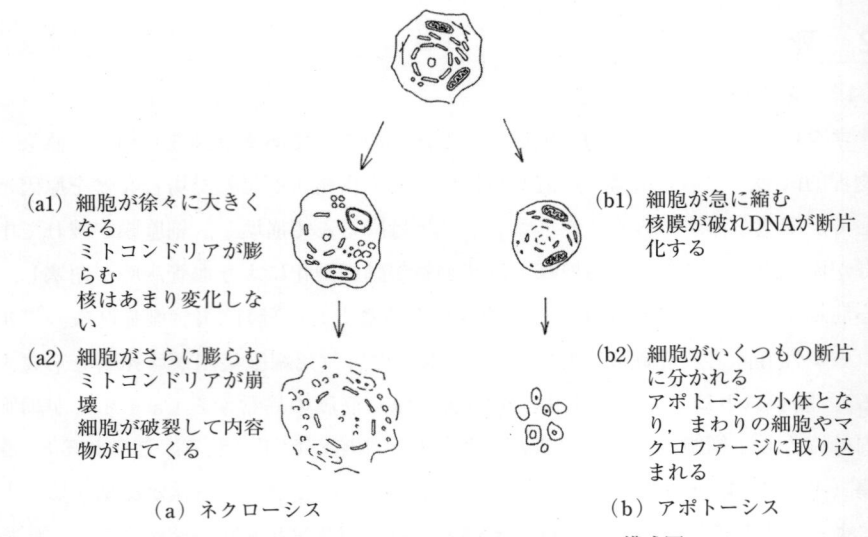

(a1) 細胞が徐々に大きくなる
ミトコンドリアが膨らむ
核はあまり変化しない

(a2) 細胞がさらに膨らむ
ミトコンドリアが崩壊
細胞が破裂して内容物が出てくる

(b1) 細胞が急に縮む
核膜が破れDNAが断片化する

(b2) 細胞がいくつもの断片に分かれる
アポトーシス小体となり，まわりの細胞やマクロファージに取り込まれる

(a) ネクローシス　　　　　　　　(b) アポトーシス

図 5.4　ネクローシスとアポトーシスの模式図

◆課題

細胞の力学的な特性を解明・理解することはどのようなことに役立つのだろうか？　総論的な項目を挙げて，さらに具体的な適用例・応用例を調べてみよう．

第6章
筋の構造・機能の解析と理解

6.1　筋

1. 筋とは

　筋・筋肉は，化学エネルギーを力学的エネルギー（力や仕事）に変換する収縮タンパク質分子（ミオシンとアクチン）の集合体であり，分子機械だともいえる．これらの分子集合体の相対的すべり運動が**筋収縮**である．筋には，50%以上の高いエネルギー変換効率や，負荷（荷重の大きさ，あるいは短縮速度）に応じてエネルギー（力学的な仕事量および発熱量）出力が変化する，という性質がある．ヒトの場合，体量の約7%が骨格であるのに対して，約40%が筋である．

2. 筋の役割

1）運動の源
　力を発生する．
2）熱源
　エネルギーを消費して熱を発生するので，体温の維持に貢献する．
3）血液循環の補助
　強い力を発生すると内部の圧力が高まり，血液が絞り出される．特に下肢の筋群でこの役割が重要である．

4）力学的ストレスから体を保護
　骨や内臓を衝撃から保護するショックアブソーバにもなる．

3. 筋の機能や特性

1）状態に応じて力学特性が変わる
　力を出さずに弛緩しているときは柔らかく，力を出して収縮しているときは硬くなる．

2）異方性
　筋線維が規則正しく配向することで，筋全体では方向性をもつ．例えば心臓左心室の心筋は，心臓が内部の血液を搾り出す回転収縮運動をするように，心臓壁にらせん状に配向している．また血管内の平滑筋は，拍動血圧に応じて弾性的な拡張収縮応答をするので，血液を先に送りやすくなっている．

3）粘性特性
　収縮伸展する速度に応じて発生する力が異なる．

4）電気刺激応答特性
　電気的刺激の様式で，発生する力が時間的に変化する．

4. 筋の形態

1）平行筋（または紡錘状筋）
　平行筋は，筋束（筋線維の束）が筋の長軸とほぼ平行に走っている（図 6.1(a)）．筋線維は長いが並列に並ぶ数が少ないので，生理学的筋断面積（筋線維の長軸に垂直な面での断面積に羽状角 α のコサイン〔$\cos\alpha$〕を掛けたもの）が小さい．力は小さいが速く大きく短縮する特性をもち，膝・足・肘・股関節などの**屈筋**（身体を素早く折り畳んで防御姿勢を取る場合などに使われる）に多い．例えば上腕二頭筋（力こぶ）がある．

2）羽状筋
　羽状筋は，腱が長くそれに沿って片側または両側へ斜めに筋線維が走っている（図 6.1(b)）．筋線維は短いが並行する数が多いので，生理学的筋断面積が大き

上腕二頭筋

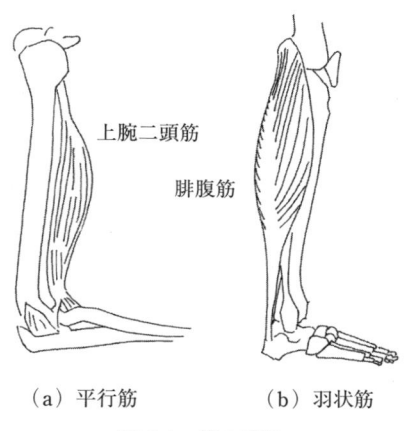

腓腹筋

(a) 平行筋　　　(b) 羽状筋

図 6.1　筋の形態

い．短縮量は小さいが大きな力を出せるという特性をもち，膝・足・肘・股関節などの**伸筋**（重力に逆らって**身体**を支持したり，姿勢を維持したり，力強くジャンプする場合などに使われる）に多い．例えば腓腹筋（ふくらはぎ）がある．

5. 拮抗筋

筋の収縮は一次元・一方向であるため，ある関節が正転・逆転できるためには，**主働筋**と**拮抗筋**の対が必要になる．これを**拮抗筋**構造と呼ぶ（図6.2）．これにより，その回転関節が出力する回転トルクと回転剛性を同時に調整・制御できる．

また主働筋と拮抗筋を同時に収縮させることを**共縮**（あるいは共収縮）と呼ぶ．共縮した状態では，余分なエネルギーが消費され，外部への出力トルクが低下し，関節への負荷が増大するという短所があるが，接触圧分布が均等化して最大接触応力が減少する，関節運動の巧緻性や動的安定性が向上する，という長所もある．

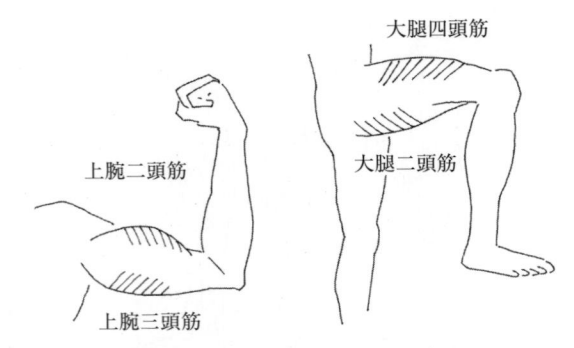

(a) 上腕二頭筋と上腕三頭筋　　(b) 大腿二頭筋と大腿四頭筋

図 6.2　拮抗筋の例

6. 筋の分類

(1) 神経系による分類

1) 随意筋

随意筋は，意思で動かすことができ，運動神経で制御できる筋である．骨格筋がこれにあたる．

2) 不随意筋

不随意筋は，意思と関係なく動き，自律神経が制御する筋である．平滑筋と心筋がこれにあたる．

(2) 構造による分類

1) 横紋筋

横紋筋は，筋線維の束に周期的濃淡の横しまがある筋である．骨格筋と心筋がこれにあたる．

2) 平滑筋

平滑筋は，横しまが存在しない筋である．すべてが不随意筋で，食道の一部を除く消化器官や血管などの筋である．

7. 筋の種類

1) 骨格筋

骨格筋は，横紋があり随意（意思により調整できる）である（図6.3(a)）．骨格筋は，細長い筋線維とその細胞間を束ねる結合組織からなる．規則的な平行配向が，筋節・筋線維（骨格筋細胞）・筋の全階層に共通している．筋線維はそれぞれが多くの核をもつ多核細胞である．

2) 心筋

心筋は，横紋があり不随意である（図6.3(b)）．心筋が心臓を構成しており，筋線維（心筋細胞）が分岐したり，隣の線維と立体的に交互に組み合わさって結合したりしている．

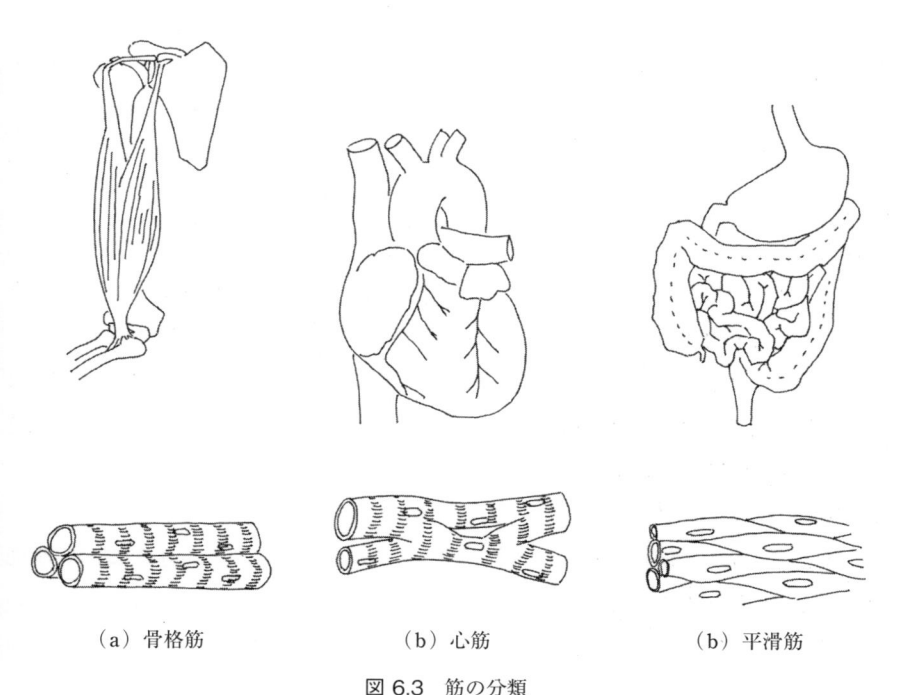

（a）骨格筋　　　　（b）心筋　　　　（b）平滑筋

図 6.3　筋の分類

3) 平滑筋

平滑筋は無紋で不随意であり，内臓筋，瞳孔筋，血管筋などに見られる（図 6.3(c)）．これらの筋では，筋線維以上の階層では平行配向が見られずに三次元的に不規則につながり，力学的負荷に応じて配向している．

6.2 筋の作用

1. 筋の階層構造

筋の構造は階層構造として考えられる．骨格筋をみると，センチメートル単位の筋・筋束，ミリメートル単位の筋細胞（または筋線維），マイクロメートル単位の筋原線維・筋節，ナノメートル単位のアクチン―ミオシン系（アクトミオシン系）と，それぞれの階層で特別な構造をもっている（図 6.4）．

1) 筋細胞（筋線維）

縦長であり，直径 20～150 μm に対して長さが数 mm から数十 cm に達するものもある．そこで**筋細胞**を**筋線維**とも呼ぶ．

2) 筋原線維

筋線維（筋細胞）の内部には，長軸方向の端から端まで連続した直径 1～2 μm の円筒状の構造が，平行に多数詰まっている．これが**筋原線維**である．筋原線維では，2 種類のフィラメント（太いミオシンフィラメントと細いアクチンフィラメント）が規則正しく一定周期で縦に多数配列している．顕微鏡で筋原線維を観察すると，明るい部分と暗い部分があり，明るい部分の中央に暗い線が見える．これを **Z 線**と呼ぶ．

3) 筋節（サルコメア）

Z 線と Z 線の間（約 2 μm）が筋原線維の繰返しの単位にあたり，これを**筋節**（または**サルコメア**）と呼ぶ．Z 線からは太さ約 5 nm × 長さ約 1 μm の細いフィラメント（アクチンフィラメント）が突き出ている．筋節の中央には太さ約 10 nm × 長さ約 1.5 μm の太いフィラメント（ミオシンフィラメント）が並び，

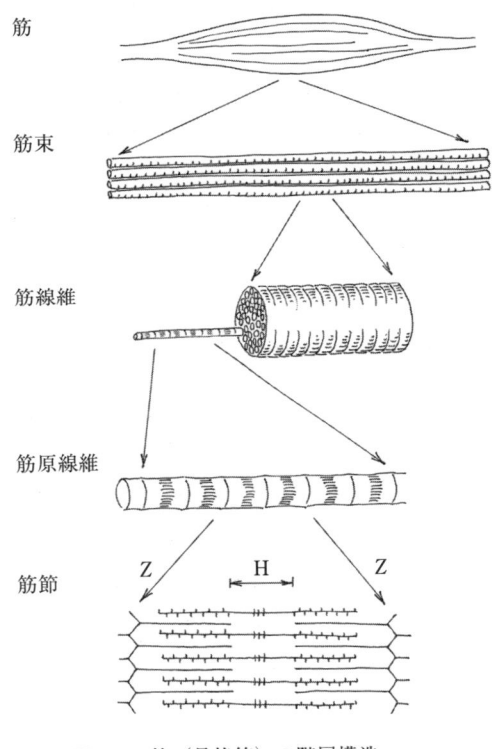

図 6.4　筋（骨格筋）の階層構造

その両端は細いフィラメントの間に入り込んでいる．

2. 筋節の収縮

(1) 筋節の機能

　それぞれの筋節は，例えば 0.1 秒間に 0.5 μm ずつ短縮する．すると全長 20 cm の筋原線維（8 万個の筋節の連鎖とする）は 16 cm に短縮する．すなわち筋節の構造は，毎秒数 μm のタンパク質分子の運動速度を，毎秒数十 cm の筋肉短縮速度に変換する増幅器として機能している．

（2） 収縮タンパク質分子の集合体（図6.5）

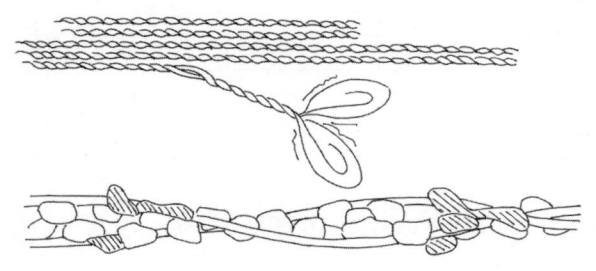

1) アクチンフィラメント（細いフィラメント）

2本のアクチン鎖が二重らせん状に絡まり合った構造を基本とする．約350のアクチン分子と，収縮の制御に関与するそれぞれ約50のトロポミオシン分子とトロポニン分子から構成されている．トロポニン・トロポミオシン系には，筋細胞内のカルシウムイオン濃度の増減に応じて，太いフィラメントと細いフィラメントの相互作用をオン／オフする役割がある．

2) ミオシンフィラメント（太いフィラメント）

約300のミオシン分子が胴体部分でゆるく結合したもので，直径ϕ約16 nm×長さ約1.6 μmである．フィラメントの軸からミオシン分子の頭部（ミオシンサブフラグメント-1）が約42.9 nmの一定間隔で突き出ている．電子顕微鏡で観察すると，これらの頭部が太いフィラメントと細いフィラメントを架橋しているように見えるので，これを**クロスブリッジ**と呼ぶ．

ミオシンフィラメント

アクチンフィラメント

図6.5　アクチンフィラメントとミオシンフィラメント

（3） 興奮収縮連関

筋線維が電気的に興奮し，続いて筋収縮が起こる一連の過程を**興奮収縮連関**という（図6.6）．活動電位は，神経線維からT小管（横細管），筋小胞体へと伝わる．すると筋小胞体はCa^{2+}を筋細胞の原形質内に排出する．Ca^{2+}濃度が10 μm程度以上になるとATP加水分解が発生し，アクチン—ミオシン間の相対すべり

図 6.6 筋収縮のメカニズム

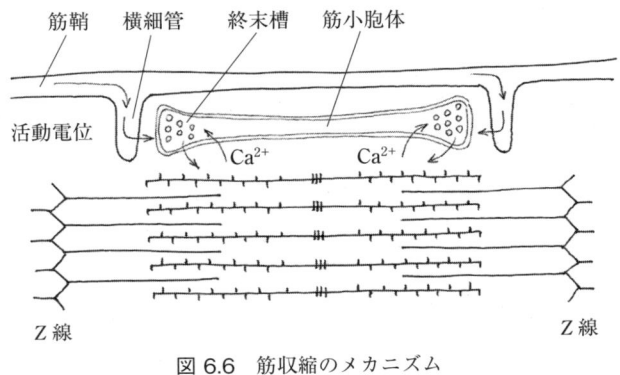

込み運動が起こる．

3. アクチン―ミオシン間の相対すべり込み運動

(1) 相対すべり込み運動の機構
　アクチンとミオシンの間の相対すべり込み運動の機構として，構造変化によるミオシンの運動説（レバーアーム説，首振り説）が広く信じられてきた．しかし説明できない現象も見つかり，さらに諸説が提案され，詳細な機構の解明が継続されている．

(2) ATP 加水分解
　筋収縮に利用される化学エネルギーは，ほかの多くの細胞機能の場合と同じように，**ATP 加水分解**によって供給されるエネルギーである．すなわちミオシン頭部 S1 に結合した ATP（アデノシン三リン酸）が ADP（アデノシン二リン酸）とリン酸に加水分解することで，すべりの力を発生する．

(3) エネルギー効率
　ATP 加水分解反応の標準 Gibbs 自由エネルギー変化（エンタルピ変化にエントロピ変化を考慮した系のエネルギー変化）は $-34 \text{ kJ} \cdot \text{mol}^{-1}$（pH 7.0, 25℃）であるが，筋細胞内の ATP, ADP, HPO_4^{2-}, Mg^{2+} の濃度を考慮すると，Gibbs エネルギー変化は約 $-60 \text{ kJ} \cdot \text{mol}^{-1}$ と算出できる．これが筋細胞内で ATP1 モ

ルの加水分解によって可能な力学的仕事量の最大値となる．ATP加水分解速度を $1.5\ \mu\mathrm{mol}\cdot\mathrm{g}^{-1}\cdot\mathrm{s}^{-1}$ とすれば，筋肉1g当たりのATP加水分解によるGibbsエネルギーの消費速度は $9.0\ \mathrm{J}\cdot\mathrm{s}^{-1}$ と計算できる．

　筋が等尺性収縮した場合には，外部に仕事をしていないので，供給したATPのエネルギーはすべて熱になってしまう．それに対して等張性収縮した場合は，筋は荷重に応じて仕事をして，短縮速度と張力がそれぞれ最大値の1/3のときに出力が最大になる．カエルの脚の筋（生体長 lo）の測定値から，最大張力 $Po = 20\ \mathrm{N}\cdot\mathrm{cm}^{-2}$，最大短縮速度 $Vo = 2 \times lo\mathrm{s}^{-1}$ だとすれば，筋 $1\ \mathrm{cm}^3$（約1g）当たりの仕事率は $Po \times 1/3 \times Vo \times 1/3 = 4.4 \times 10^{-2}\ \mathrm{J}\cdot\mathrm{s}^{-1}$ だと計算できる．

　すなわちエネルギー変換効率は約49％になる．カメの筋肉ではさらに効率が高く，最高80％だと推定されている．このように筋肉は，人工の熱機関に比べて非常に高い効率でエネルギーが変換されていることがわかる．

6.3　筋の力学的性質

1.　筋の収縮

（1）　運動単位

　運動系の基本的単位を**運動単位**（**MU**）という．筋肉に直接作用して運動を起こす神経細胞（ニューロン）は脊髄前角にある運動細胞（前角細胞）であり，そこから出た運動神経（遠心性神経）は多数の筋線維を支配する．具体的には，運動信号は運動神経に沿って伝達され，多数に枝分かれした先の神経筋接合部で運動神経から筋肉の運動終板に進み，この運動終板で刺激されて筋線維が収縮する．すなわち，1つの運動単位は1個の運動神経とそれに支配される筋線維群から成り立ち，1つの筋肉は多数の運動単位で構成される．

（2）　筋力の調整

　筋全体の発生力は，運動単位ごとの発生力の総和である．そこで筋力は，運動単位への活動電位の時間頻度，収縮中の運動単位の数，それぞれの運動単位の規

模，といったさまざまなパラメータによって決まる．

（3） 筋の収縮
1) 単収縮

単収縮は単一の活動電位による収縮のことで，数 ms 程度持続する一過性の収縮である．

2) 強縮

強縮は 10 〜 100 Hz 程度の頻度で繰り返す活動電位による収縮のことで，刺激が加えられる間は収縮が継続するが，止めるとすぐに弛緩する．動物が運動する場合の筋収縮は，ほとんどが強縮の状態である．

2. 筋の力学モデル

筋の力学を検討するときには，3 要素モデルがよく用いられる（図 6.7）．この 3 要素モデルを使うと，筋長—張力関係がうまく説明できる（図 6.8）．

1) 収縮要素（CC）

能動的に収縮力を発生する要素．

2) 並列弾性要素（PEC）

伸長すればするだけ伸長しにくくなる非線形の受動的な性質を表現する要素．静止長（最大の発生張力を生じたときの筋長）以下の長さでは，ゆるんだ状態となるので PEC を考える必要がなくなる．

3) 直列弾性要素（SEC）

受動的に収縮力を発生する要素のうち，CC と直列関係とみなされるもの．例えば筋全体の長さが一定でも，収縮筋の内部では CC の収縮と SEC の伸長が同時に起こる．また筋長を短くすれば力学的エネルギーを蓄えることができるので，動物の跳躍などで運動を補助する役割を果たす．

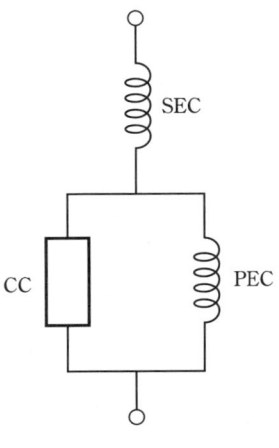

図 6.7　筋の力学モデル

図 6.8 筋長-張力関係

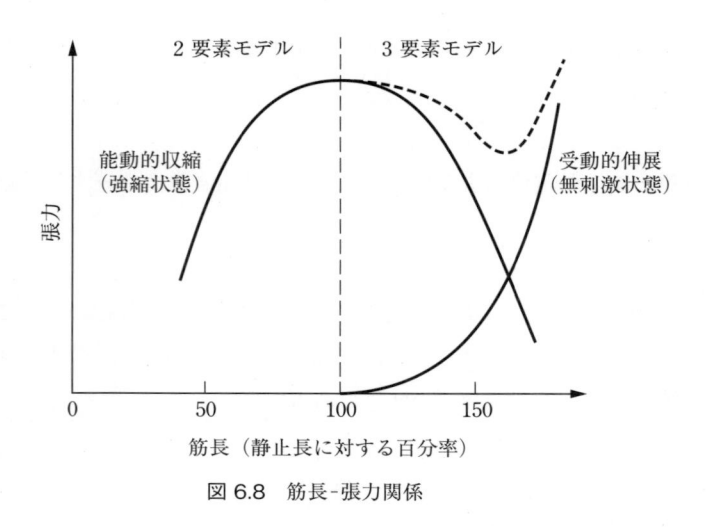

　骨格筋は，静止時にはゆるんでも伸びてもいない状態になり，このときの長さを静止長という．体外に取り出した骨格筋を静止長以上に伸長すると，静止張力を発生する．これは 3 要素モデルの PEC が発生する張力として説明できる．静止時の筋の CC はきわめて伸長しやすく，持続的な静止張力発生には関与しないと考えられる．筋を静止長以下の長さにおいて電気刺激で収縮させると PEC はゆるんだ状態となるので，CC と SEC の 2 要素だけを考えればよい．

3. 等尺性収縮と等張性収縮

　筋の収縮機能の計測においては，条件を単純化した 2 つの方法がある．
1) 等尺性収縮
　等尺性収縮では，筋を一定の長さに保ったまま収縮させて，張力を測定する．収縮力は筋の長さに依存し，静止長で収縮力が最大になり，それより長くなっても短くなっても収縮力は減少する．
2) 等張性収縮
　等張性収縮では，筋に一定の荷重を加えた状態で収縮させて，長さの変化を測定する．負荷がないときに短縮速度は最大になり，荷重の増加とともに収縮速度

は減少する．A. V. Hill は 1938 年にこの関係を直角双曲線関数で示した．そこで力×速度に相当する仕事率は，多くの筋肉では力と速度がそれぞれ最大値の約 1/3 のときに最大となる．したがって筋肉に力学的仕事を効率よく行わせるためには，筋肉にかける荷重を最大張力の 1/3 にすればよいことがわかる．

6.4　その他の話題

1.　筋力トレーニング

　筋線維には大きく 2 種類がある．**遅筋**（あるいはその色から**赤筋**）は，ミトコンドリア酵素活性が高く，収縮速度は遅いが持久性に優れている．**速筋**（あるいはその色から**白筋**）は，ミトコンドリア酵素活性が低く，収縮速度は速いが持久性に乏しい．筋線維の組成は，まず遺伝により決まり，その後の力学的環境や運動トレーニングに応じて変化することもある．まだ不明な点も多いが，遅筋は持久的なトレーニングで強化できるが，速筋は高強度のトレーニングをしてもつくることはむずかしいとされている．

2.　成長と運動能力

　生物は成長して大きくなる．生物の成長には構造の発達と大きさの増大があるが，ここでは 2 種類の成長を考えてみる（図 6.9）．**同形成長**（あるいは**相似成長**）は，同じ形を保ったままで成長することで，例えば水中にいて重力を感じない魚の成長がこれにあたる．**異形成長**（あるいは**相対成長**）は，成長とともに形や比率が変化することで，ヒトは地上で常に重力の影響を受けてこのように成長する．

　生物は成長して身体が大きくなると，それに対応した速度を得るために筋を長くする．同形成長して体長が 2 倍になると，断面積は 4 倍，体重は 8 倍に増加することになる．すなわち同形成長では，体重の増加（8 倍）に比べてそれを支持する筋力の増加（4 倍になった筋の断面積に比例して筋力も 4 倍）が少なく，体

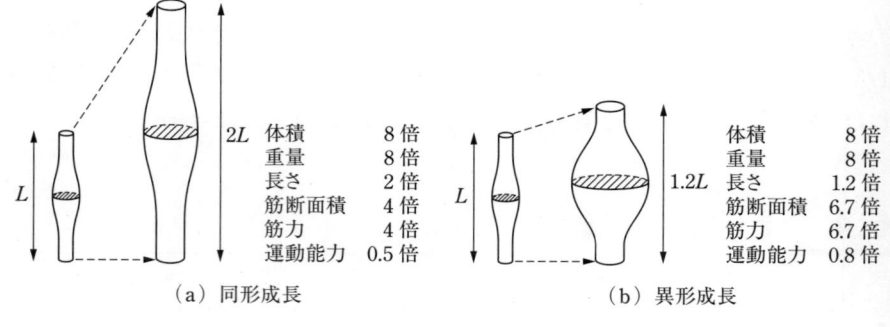

	(a) 同形成長		(b) 異形成長
体積	8倍	体積	8倍
重量	8倍	重量	8倍
長さ	2倍	長さ	1.2倍
筋断面積	4倍	筋断面積	6.7倍
筋力	4倍	筋力	6.7倍
運動能力	0.5倍	運動能力	0.8倍

図6.9　同形成長と異形成長のモデル

重を支えることができなくなってしまう．そこで成長しても重量当たりの筋力を維持するために，筋は長さの成長は抑えて断面積を増やすように異形成長する必要がある．

3. 加齢に伴う筋力低下

　加齢に伴う筋・骨格系の機能低下が注目されている．高齢者が転倒を機会に寝たきりになってしまうという話はよく耳にする．寝たきりなどの活動量の低下は，重大な疾患につながる可能性がある．

　加齢に伴う筋力の低下はすべての筋で一様ではない．さまざまな年齢の被験者でいくつかの筋厚を超音波で検査した結果によれば，大腿前面（大腿四頭筋）や上腕後面（上腕三頭筋）などは著しく減少するが，大腿後面（大腿二頭筋）や上腕前面（上腕二頭筋）ではそれほど減少しないという傾向が得られている．すなわち，身体を折り畳む方向に働く屈筋はそれほど低下しないが，身体を支持して姿勢を維持する抗重力筋である伸筋は加齢に伴って著しく萎縮するようである．いずれにしても高齢になる前から適度な運動を継続し，筋の萎縮を防ぐことが重要である．

◆課題

(1) 筋のエネルギー変換効率が高いことを説明したが，発電（水力，火力，原子力など）のエネルギー変換効率を調べてみよう．

(2) 成人男性（2 m，70 kg）における筋は体重の40％だとして，身長10倍のウルトラスーパーマン（20 m）の体重と，それが成人男性と同様に地上で活動するための筋・骨格系の重量を求めて考察検討してみよう．

第7章
筋肉を目指すアクチュエータ（1）

6章では生体筋の構造と機能を概観し，その素晴らしい特性を再確認した．そこで本章と次章ではそれに相当する人工のアクチュエータの現状を概観しよう．

7.1　ロボットのアクチュエータ

ロボットなどのメカトロニクスシステムの動作機構を駆動するためには，エネルギー源とアクチュエータが必要である．**アクチュエータ**とは，エネルギーを機械的な運動に変換する機器のことで，エネルギー源の違いにより，電動，油空圧，その他のアクチュエータに分類できる（図7.1）．また用途により動力用と制

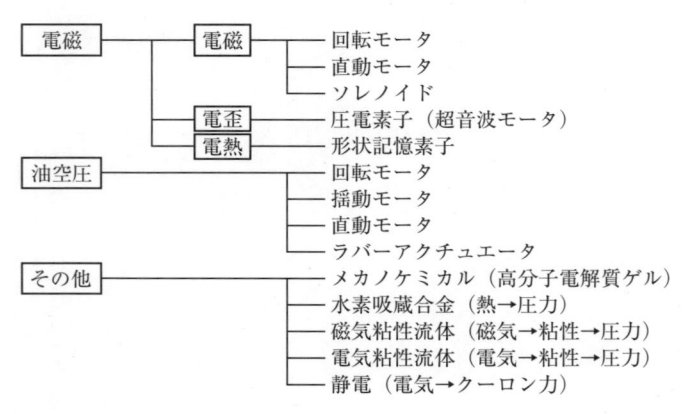

```
電磁 ─┬─ 電磁 ─┬─ 回転モータ
      │        ├─ 直動モータ
      │        └─ ソレノイド
      ├─ 電歪 ─── 圧電素子（超音波モータ）
      └─ 電熱 ─── 形状記憶素子
油空圧 ─┬─ 回転モータ
        ├─ 揺動モータ
        ├─ 直動モータ
        └─ ラバーアクチュエータ
その他 ─┬─ メカノケミカル（高分子電解質ゲル）
        ├─ 水素吸蔵合金（熱→圧力）
        ├─ 磁気粘性流体（磁気→粘性→圧力）
        ├─ 電気粘性流体（電気→粘性→圧力）
        └─ 静電（電気→クーロン力）
```

図7.1　ロボットによく用いられるアクチュエータ

御用という分け方もある.

いずれの方式のアクチュエータを用いるにしても，①最大負荷，②応答性，③寸法・重量，④耐久性・寿命，⑤取扱いやすさや保守性，⑥安全性，⑦価格などの仕様を考慮して選定する．ロボットのアクチュエータに求められる条件は，次の項目が挙げられる.
- 軽量，コンパクト，高出力（トルク／重量比が高い）
- 応答性（トルク／慣性比が高い）
- 制御性，安定性（周波数応答性が良い）
- 機械的剛性（振動特性）
- 信頼性，保守性（環境条件）

これらの条件を満たすアクチュエータとして，ロボットには電気・油空圧のアクチュエータが広く使用されている．特に電磁モータを減速機と組み合わせて出力／重量比を高めたものがよく用いられている．しかし，①ロボットの関節にはそれほどの高速・多回転は必要ない，②位置を保持するだけにも高トルク（高電流）が必要になり発熱が大きいなどの理由から，近年では，ほかの原理に基づくアクチュエータの研究開発も進められている．それらは次の要件を目指している.
- 比重が小さく小型軽量
- 高出力かつ低消費エネルギー
- 静止時のエネルギー損失が小さい
- 制御性や応答性が良い
- センサーや構造部材との一体化

生物が獲得したアクチュエータである筋を代替できる人工のアクチュエータはまだ開発されていない．ここでは生体の筋の性能を目指して研究開発が進められている新しいアクチュエータをみていこう.

7.2 高分子ゲルアクチュエータ

1. ゲル

　0.001〜1 μm程度の粒子（**分散質**）が，気体，液体あるいは固体中に浮遊，あるいは懸濁している物質が**分散系**であり，**分散媒**が液体の場合に**ゾル**と呼ぶ（溶液中の分散質は**コロイド**とも呼ばれる）．またその分散系溶液（ゾル）が流動性を失ったものを**ゲル**と呼ぶ（図7.2）．ゲルの例にはゼリー，豆腐，こんにゃく，シリカゲル，ナパームなどがある．

　高分子ゲルは，高分子が架橋されることで三次元的な網目構造を形成し，その内部に溶媒を吸収して膨張したものである．そこで固体と液体の中間的な性質をもつ．架橋の方法により，物理ゲルと化学ゲルに分けて呼ばれることがある．**物理ゲル**は，水素結合，イオン結合，配位結合などにより架橋したもので，熱などの外部刺激により可逆的にゾル―ゲル転移する．寒天やゼラチンが代表例である．**化学ゲル**は，化学反応により共有結合で架橋したもので，構造を壊さないかぎり溶媒に溶け出すことがないので化学的に安定している．紙おむつの高吸収性高分子やソフトコンタクトレンズが代表例である．

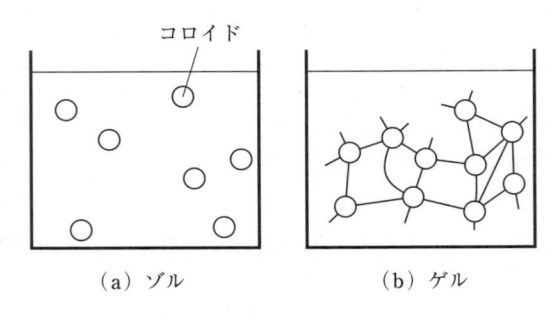

図7.2　ゾルとゲル

2. 高分子ゲルアクチュエータ

　高分子ゲルアクチュエータは，濃度，温度，pH，電界，光などの環境変化が原因となって，水などの溶媒中において，体積変化や伸縮屈曲が起きて形状や物性を著しく変えるというゲル材料の性質を利用する．

　高分子ゲルアクチュエータの動作原理はさまざまであり，次のように分類できる．
- イオンの移動・生成による浸透圧の変化
- 酸化還元反応
- 相転移あるいは秩序―無秩序転移
- コンフォメーション（形態，組織）変化
- 高分子集合体の形成
- 電荷電極間の相互作用
- その他

　溶媒の拡散が，応答における**律速段階**（逐次反応における最も遅い過程）になっているため，マイクロ化，薄膜化，多孔質化などによって等価表面積を増加させることで，アクチュエータとしての高速化が図られる．

3. イオン性高分子ゲルアクチュエータ

　イオン性ゲルとは，電荷が網目に固定されたゲルのことである．例えばゲルを構成するポリマー鎖にカルボキシル基（$-COO-H^+$）が付いていると，pHが高くなるとカルボキシル基は$-COO-$と$-H^+$に解離して，ポリマー鎖は負電荷をもつことになる（図7.3）．この負電荷をもつイオン性ゲルを水に浸すと，陽イオンはゲル内外の陽イオン濃度を均一にしようと，外へ出ようとする（拡散力）．一方，負電荷は陽イオンの拡散に伴って外へ引っ張られるが，網目に固定されているので，ゲルの内側方向へ戻す力も働く（弾性力）．これらの拡散力と弾性力がつり合うまで，ゲルは吸水して膨張する．この反応をアクチュエータとして利用するのである．

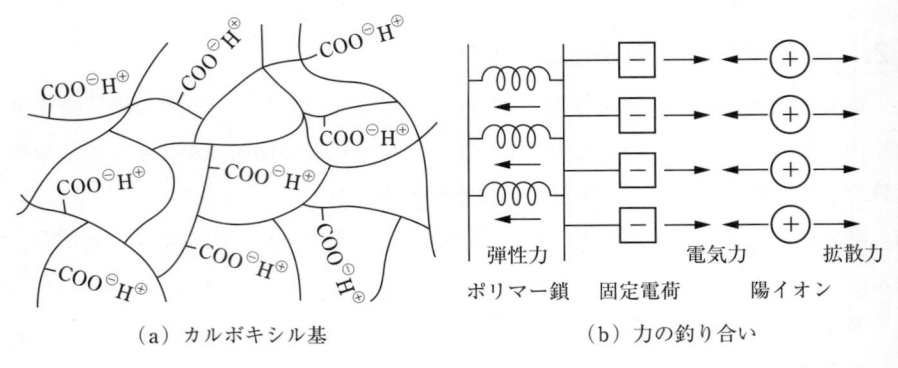

(a) カルボキシル基　　　　　　　　(b) 力の釣り合い

図 7.3　イオン性ゲルの吸水性

4. 電場応答性高分子ゲルロボットの例

電解質高分子ゲルを使った遊泳ロボットが発表されている（1992，北海道大学）．水槽の左右に電極をセットして，界面活性剤（ドデシルピリジニウムクロリド溶液：プラス電荷をもつ）を入れる．PAMPゲル（ポリ-2-アクリルアミド-2-メチルプロパンスルホン酸ゲル：側鎖にマイナス電荷をもつ）の尾をもつ魚の模型を浮かべる．左電極がプラス，右電極がマイナスになるように電流を流すと，ゲルは左側へ屈曲する．1秒周期で電流の向きを変えると，魚の模型は尾を振りながら前進する，というものであった．

軟体動物型ゲルロボットも発表されている（2000，東京大学）．機能性高分子ゲルのモデリングとシミュレーションを行い，シミュレーションに基づいて柔軟機械システムの設計と制御が試みられている．

5. ICPF

イオン導電性高分子ゲル膜（ICPF）は，パーフルオロスルホン酸（PFS，Nafion®）膜の表面に白金（Pt）を無電解めっきした（接合体）膜であり，両側の白金層を電極として電圧を印加すると，高速に屈曲する（図7.4）．1992年に小黒啓介ら（通産省工業技術院大阪工業技術研究所）が考案したこの方法により

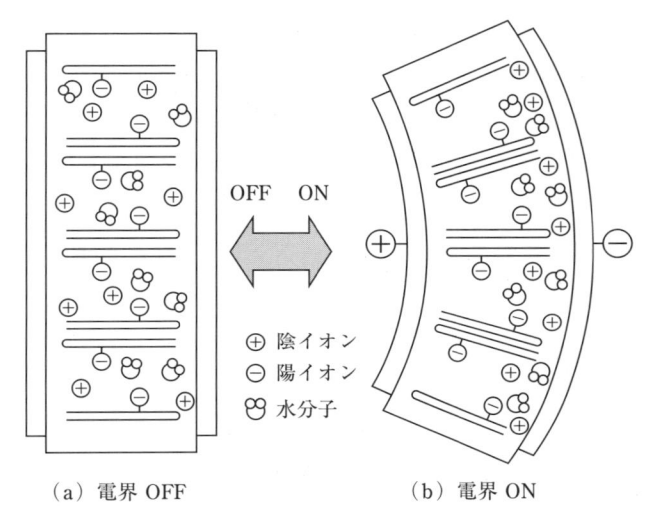

```
        OFF   ON
      ⇔
    ⊕ 陰イオン
    ⊖ 陽イオン
    ◯◯ 水分子

  (a) 電界 OFF        (b) 電界 ON
```

図 7.4　イオン導電性高分子アクチュエータの動作原理の模式図

特性が飛躍的に改善された．この ICPF を使ったアクチュエータ（IPMC）には，次の特徴がある．

- 電圧駆動のためエネルギー供給が容易
- 駆動電圧が 1.5 V 程度と低いため，水中での電気分解が起きにくく，材料が劣化したり機械内部に気泡が蓄積する問題がない
- この種の材料としては耐久性が高い（100 万回の屈曲が確認されさらに改善が見込まれている）
- 応答時間が 0.1 s 以下と速く 200 Hz 以上の動作が可能
- mm オーダーなら小型化が容易

6.　ICPF の応用研究の例

　NASA–JPL（ジェット推進研究所）は，1999 年頃に惑星探査機に搭載する小型ローバーの指やワイパーのアクチュエータとして ICPF を検討していた．打上げ対象をできるだけ軽量化したいので，低消費電力の軽いアクチュエータとしての

候補であった(実際の Muses-C には搭載されなかった).

神戸大学では 1990 年代後半に ICPF を応用したシステムがいくつか検討された.例えば EFD マイクロマニピュレーションシステムとして顕微鏡下での作業のためのマニピュレータを開発したり,布などの繊細な手触りの仮想感覚を実現する仮想触感デバイスとして触覚ディスプレイを開発した.

産業技術総合研究所内に設立されたイーメックス(株)では,アクチュエータの高性能化と能動カテーテルなどへの応用研究が続けられている.例えば膜素材としてスルホン酸よりもイオン交換容量の大きなカルボン酸膜を使い,電極膜として白金より触媒活性の低い金を無電解めっきすることで,かなりの速さ(最高 0.03 s)で全方向に 90 度まで屈曲するアクチュエータを開発している.携帯電話カメラ用絞りデバイスがこれまでに最も成功した実用化例のようである.

7.3　機能性流体を応用したアクチュエータ

機能性流体とは,外部刺激により特定の性質を示し,その機能が工業的に応用できる流体の総称である.ここで取り上げる電気粘性流体と磁気粘性流体のほかに,液晶,混相流体,プラズマ流体などが含まれる.

1.　電気粘性流体

電気粘性流体(ERF)は,電界を加えるとレオロジー特性(粘性,弾性,塑性など)を変化できる流体であり,(粒子)分散系と均一系がある.**分散系**の電気粘性流体は,誘電性の微粒子(ϕ 数 μm)を絶縁油(シリコンオイル)に分散させた流体である(図 7.5).**ビンガム流体**(E. C. Bingham が印刷インキで初めて発見した,せん断応力がある値に達するまでは流動が起こらないという性質)の性質を示し,電界をかけるとせん断応力の直線が平行移動して上がる(図 7.6 (a)).**均一系**の電気粘性流体は,液晶のように電界によって分子が配向して異方性を示す物質からなる流体である.**ニュートン流体**(流れの速度勾配(ずり速度,せん断速度)とせん断応力(接線応力)が,傾き一定の比例関係にある)の

(a) 電界 OFF   (b) 電界 ON

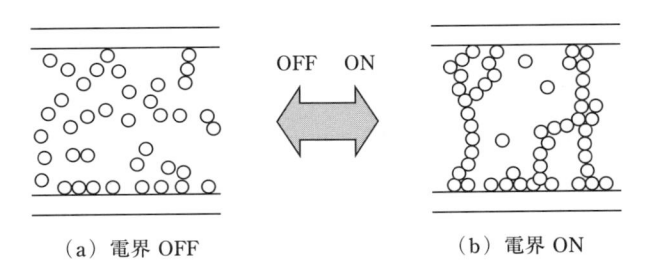

図 7.5 粒子分散系の ER 流体の動作原理の模式図

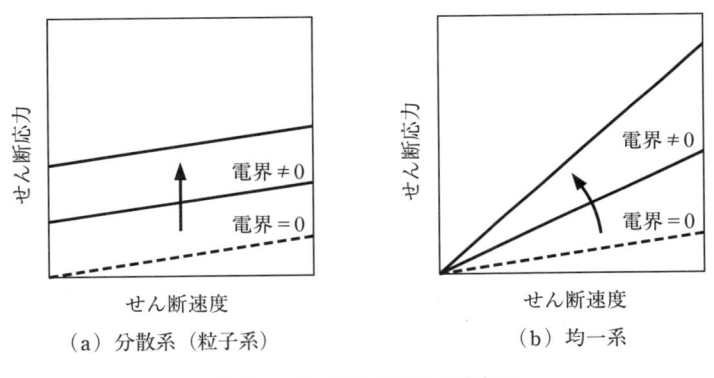

(a) 分散系（粒子系）   (b) 均一系

図 7.6 ER 流体の特性の模式図

性質を示し，電界をかけるとせん断応力の比例直線の勾配（粘度）が大きくなる（図 7.6(b)）．電気粘性流体は電気で粘性が自由に変化できる流体であるため，次のような応用が進められている．

1) クラッチ（機械力の伝達制御）
   力の動きを伝達したり停止したりする．
2) ダンパー（機械的エネルギーのダンピング）
   振動や衝撃を吸収したり抑制したりする．
3) バルブ（油空圧制御）
   流量を応答よく調整する．

7.3 機能性流体を応用したアクチュエータ

4) 位置決め（位置や速度の制御）
   位置や速度を精密かつ正確に制御する．
5) バーチャルリアリティ（力覚提示）
   ゲーム機やリハビリ訓練装置において力感覚を微妙に表現する．

2. 磁気粘性流体

　磁気粘性流体（MRF）は，分散媒（液体）中に磁性体の超微粒子を多量に分散させた**コロイド溶液**である．強磁性体である酸化鉄などの微粒子が磁場の作用に反応し，見かけ上は流体自身が磁化をもつかのように，流体の内部圧力，界面形状，流動状態などが変化する．駆動体が流体であるため，界面形状を自由に変形でき，駆動部の微小変位が容易である．また運動を外部から非接触で容易に操作できるという大きな特徴をもつ．そこで磁性流体アクチュエータとしてさまざまな応用が考案されている．それらを作動原理で大別すると次のようになる．①磁性流体プラグの往復運動を利用するもの，②磁性流体中の非磁性体の運動を利用するもの，③磁性流体界面の変形運動を利用するもの．具体的なアプリケーションの例には，振動ポンプがある．2つのコイルへの電流の切替えで磁性流体の往復運動を制御し，仕切り膜（柔軟な膜）で磁性流体プラグの運動を外側の流体に伝えるものである．また磁性流体の界面変形を利用するものとして，人工筋肉としての応用も考えられている．柔軟な膜内に封入した磁性流体に対してコイルによって磁場を印加することで，関節を屈曲／伸展させるものである．

7.4　空気圧ラバーアクチュエータ

1. ラバーアクチュエータ（ラバチュエータ）

　ゴムなどの変形しやすい材料で，内部に空間（圧力室）をもった構造体を形成し，圧力室の内圧を調整することで構造体を弾性変形させる形式のアクチュエータを**ラバーアクチュエータ**，あるいは**ラバチュエータ**と呼ぶ．また特に作動流体

として空気を用いるものを空圧ゴム製アクチュエータ，あるいはニューマチックラバーアクチュエータと呼ぶ．このアクチュエータの特徴は，①構造自体が柔軟である，②動作軸方向のコンプライアンスが高い，③摺動摩擦部をもたないので滑らかな動きができる，④位置決めや微妙な力の制御が比較的容易にできる，⑤アクチュエータの構造体の形状を工夫することでロボットの構造体を兼ねることができるなどが挙げられる．

2. ラバーアクチュエータの例

ラバーアクチュエータは，約50年前よりさまざまなものが考案・試作されている．動作形態にも膨張，伸縮（伸張），搖動，回転，湾曲，進行波生成など，さまざまなものがある．

1) マッキベン（McKibben）人工筋（図7.7）

1950年代の終わりにアメリカで開発された．国内では80年代に（株）ブリジストンが耐久性を向上させ商品化された．

2) ゴム人工筋（図7.8）

1969年に早稲田大学で開発された二足歩行ロボットに搭載された．マッキベン型は圧力室に線維の網をかけたような構成だが，これは軸方向に線維強化している．

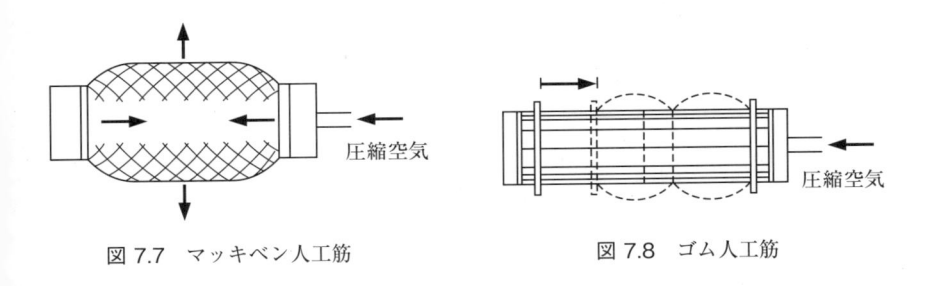

3) ニューマチックフィンガ（図7.9）

フランスのメーカーがロボットの指として開発・製品化した．圧力室を加圧すると，ひだ構造をもつ面が膨張してアクチュエータが湾曲するので，形状にな

図 7.7 マッキベン人工筋

図 7.8 ゴム人工筋

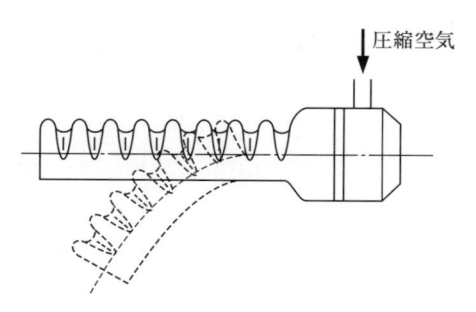

図 7.9 ニューマチックフィンガ

らって対象物を把持できる．

4) フレキシブルマイクロアクチュエータ（FMA）

圧力室の外壁には周方向に線維が埋め込まれ，Y字型の隔壁で3つに分割されている内部の各室の圧力を制御することで，任意方向への湾曲と自身の伸張という3自由度の動作ができる．線維をらせん状に巻くことで軸まわりの回転動作ができるもの，断面形状を工夫することで構造的に弾性異方性をもつもの，線維をもたないものなども開発されている．

3. ロボットの例

空気圧アクチュエータを使った特徴的なロボットを紹介しておく．

1) マッスルスーツ

東京理科大学の小林研が，筋力の衰えた高齢者や身体に障害がある人やリハビリテーション中の人などの筋力補助に役立つ，人の動作を物理的に支援する機器として開発したものである．マッキベン型アクチュエータを両腕で10本使用し，7種類の上肢動作（屈曲，外転，屈曲位，伸展位，内旋，外旋，肘屈曲）をリモコンで実現できる．

2) ジャンピングロボット

東京工業大学の北川・塚越研では，圧縮空気の爆発的な力をジャンプに適用し，回転運動と跳躍運動との両者を選択的に生成できる新しい移動形態を提案している．

7.5 水素吸蔵合金アクチュエータ

1. 水素吸蔵合金(MH合金)

水素吸蔵合金とは,自身の体積の1000倍以上の水素ガスを可逆的に吸収・放出できる合金であり,これまでに100種類以上が開発されている.水素吸蔵合金Mと水素H_2が可逆反応することで金属水素化物MH_nを形成する.身近なところではニッケル水素電池(二次電池)の負極に使用されている.

2. MHアクチュエータ

MHアクチュエータは,平衡水素圧がMH合金の温度により可逆的に変化することを利用したもので,加熱・吸熱して熱エネルギーを制御することで必要な水素圧を取り出し,これをアクチュエータの駆動力に用いる.北海道大学のグループが20年以上前から実用化研究に取り組んでいる.その基本構造は,①MH合金の温度を電気的に制御するためのペルチエ素子(熱電変換素子)でMH合金を挟んだMHモジュール,②MHモジュールを封入したMH容器,③水素圧を外部駆動力に変換する金属ベローズ式(水素を漏らさないため)のMHシリンダからなる.MHアクチュエータは,①少量のMH合金から大きな機械エネルギーを取り出せるので,出力重量比が大きい(例えば40.8 N/g),②騒音や不必要な振動がなく動きが滑らか,③MH合金―水素ガス系に緩衝作用があり,急激な負荷変動や過負荷に強い,という利点がある.そこで生活支援機器や福祉・リハビリテーション機器などへの適用が図られている.しかし,高速応答性やエネルギー効率(仕事/エネルギー比)が悪いという欠点もあり,改善のための研究開発が継続されている.

◆課題

人工のアクチュエータや弾性材料と,生体の筋との相違点をまとめてみよう.

第8章
筋肉を目指すアクチュエータ（2）

8.1 マイクロアクチュエータ

1. マイクロアクチュエータとは

　マイクロアクチュエータとは，超小型でおおむね数 mm 以下の小さなアクチュエータのことをいう．1980 年代後半から，半導体微細加工技術を利用したマイクロマシンの研究が始まった．**マイクロマシン**は，体内や管内など人が入り込めない狭い場所での検査や作業を行う超小型機械であり，そのアクチュエータにはサイズに比べてある程度大きな力やトルクが必要となる．またマイクロミラーの走査機構，振動型ジャイロの振動体の駆動，マイクロスイッチの駆動など，情報機器の駆動部にもマイクロアクチュエータは適用されている．マイクロアクチュエータの実現には高速，安価，量産，アレイ（整列）化などが課題となる．

2. スケール効果

　マイクロアクチュエータを考えるときに重要な項目が**スケール効果**である．もののサイズによって，支配的に作用する力が変わってくることである．μm 領域では，重力などの慣性力に比べて流体などによる**粘性力**の影響が大きくなり，nm の領域では，ファンデルワールス力などの**原子間力**が大きく作用する．その要因の 1 つは，もののサイズによって体積と表面積の影響が変化することにあ

る．一般的に物体が小型化すると，体積は長さの3乗に比例して減少するのに対して，表面積は長さの2乗に比例して減少する．したがって微小領域では，体積（重量）が支配する慣性力などに比べて，表面積が影響する粘性力などが大きく作用するようになる．このようにマイクロアクチュエータは，そのサイズとその領域での効果を考えながら設計する必要がある．例えば，静電気力は極板の面積に比例するのに対して，圧電ひずみは体積に比例することに留意する必要がある．

3. 加工方法

マイクロアクチュエータは1980年代後半から注目されるようになった．それは，構成する微細な部品を製作するために，微細化・大量生産性の高い半導体の製造加工技術であるシリコンプロセスや放射光を用いたLIGAプロセスを適用できるようになったことが大きな要因の1つである．

1) シリコンプロセス

半導体製造技術を発展させて，シリコンの基板自身を**エッチング**（化学薬品などによる腐食作用を応用する表面加工の技法）や**フォトリソグラフィ**（感光性の物質を塗布した物質の表面をパターン状に露光すること）で微細加工して三次元的機械部品をつくる技術を**バルクマイクロマシニング**（単結晶体の微細加工）と呼ぶ．これは1980年頃にまず圧力センサーや加速度センサーなどの自動車用センサーとして実用化された．

2) LIGAプロセス

LIGAプロセスは，X線リソグラフィ，電鋳（電気めっき），モールディング（成形）を組み合わせて立体的な微細構造体を製作する技術である．1980年代にドイツ・カールスルーエ原子核研究所で開発され，ドイツ語で各工程の頭文字をとってLIGAと名付けられた．直進性のよい**シンクロトロン放射**（SR）光装置から発生するX線を**レジスト**（感光性有機材料）に照射することで，高**アスペクト比**（加工幅に対する深さ・高さの比）でμmオーダーの形状をつくることができる．

8.2 静電アクチュエータ

1. 静電アクチュエータの原理

静電アクチュエータは，帯電した物体間に働く**静電力**を利用して動作するアクチュエータである．18世紀から19世紀にかけて，さまざまな種類の静電モータが考案されたが，それらは出力が小さく駆動に高電圧が必要であったことから，実用化されることはなかった．しかし1980年代後半より，半導体製造プロセスを用いたマイクロマシンが試作されるようになると，その駆動源として大きさ0.1 mm程度のマイクロ静電モータが注目を集め，さまざまな形態のものが試作されるようになった（図8.1）．静電アクチュエータにはさまざまな形式があるが，その多くは対向する電極間に電圧をかけて電荷を蓄積して静電力を得る形式のものである．静電アクチュエータの一般的な特徴は，①比較的簡単で平面的な構造をもつ，②マイクロ化に伴い体積当たりの発生力が増加する，③薄膜形成やエッチングなどの微細加工プロセスが適用しやすい，④薄型化や多層化ができる，⑤保持動作時にエネルギー消費がないなどが挙げられる．

2. 静電アクチュエータの形式

1) 可変ギャップ型

電極面の法線方向に可動子が動作する静電アクチュエータのことで，可動子を細いはりなどで弾性支持し，はりのたわみを利用して動作させるものが多い．光情報デバイスのミラー走査や流体制御バルブなどに用いられる．

2) 可変容量型（図8.2 (a)）

平行に向かい合った平板電極の平行方向への横ずれを利用する静電アクチュエータのことである．可変ギャップ型に比較して，一般的に発生力は小さいが大きな動作範囲が得られる．

3) ワブル型（図8.2 (b)）

ロータがステータのまわりを転動（サイクロイド運動）する形式のことで，転

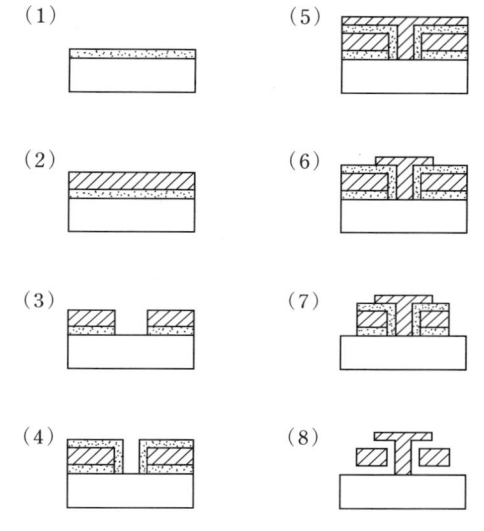

図 8.1　回転部をもつアクチュエータの作成プロセス
(1) シリコン基板上に材質Aの薄膜（後で除去する犠牲層）を形成
(2) 材質Bの膜を形成（回転体になる部分）
(3) 中央部をエッチング
(4) 材質Aの膜を形成
(5) 材質Bの膜を形成
(6) 中央部分を残して材質Bをエッチング
(7) 材質A，Bともに周辺部分をエッチング
(8) 材質Aのみをエッチングする溶液を用いて材質Aを除去

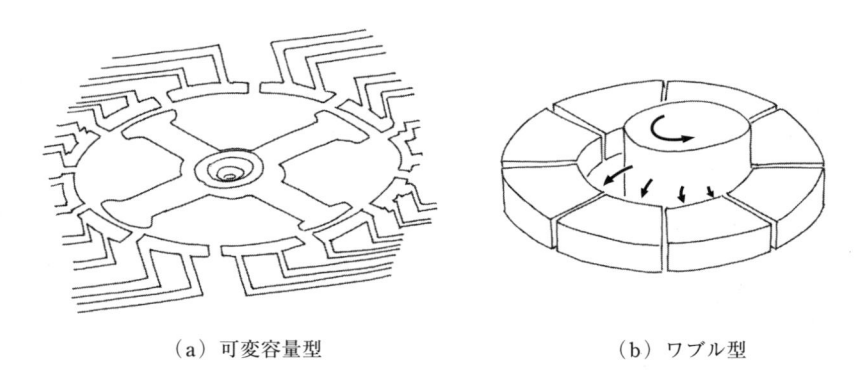

(a) 可変容量型　　　　　　　　　(b) ワブル型

図 8.2　静電アクチュエータの例

8.2　静電アクチュエータ

動する力を得るために電極法線方向の静電力を用いる．ロータとステータの間に摺動摩擦の影響がないので，回転型マイクロモータでよく用いられる．

4) フィルム型

静電アクチュエータの発生力が電極の厚みに依存しないことを利用してフィルム状にアクチュエータを形成することで，超薄型と柔軟性をねらいとしたものである．またフィルム型アクチュエータを積層することで，力密度が高いアクチュエータを実現できる．ロボット用人工筋肉などへの応用が期待されている．

8.3　圧電アクチュエータ

1.　圧電効果と電歪効果

ある材料に力が加えられて寸法変化（寸法 l に対して変位 Δl）が生じると，このひずみ $\Delta l/l$ に対応してその両表面にそれぞれ正負の分極電荷を生じる（正圧電効果）．また逆に，このような材料に電界 E を加えると，機械的ひずみ $\Delta l/l = d \cdot E$（比例定数 d）が生じる（逆圧電効果）．これらの現象を**圧電効果**という．圧電効果を示す材料を**圧電材料**あるいは**圧電体**と呼び，水晶や PZN-PT に代表される単結晶と，PZT に代表されるセラミクスに大別される．

一方，**電歪効果**とは，ある材料に電界 E を印加すると，電界の二乗に比例するひずみ $\Delta l/l = M \cdot E^2$（電歪定数 M）を生じる現象であり，大きな電歪効果を示す材料を特に**電歪材料**あるいは**電歪体**と呼ぶ．電歪体には，圧電体において必要とされる分極処理操作が不要，電界の極性を問わない（ひずみの形が左右対称），ひずみのヒステリシスがほとんどないなどの特徴がある．

例えば代表的な圧電セラミクスである PZT は，室温付近では比誘電率が小さくて電歪材料としては使用できないが，圧電効果の作用が大きいので，圧電材料として利用されている．

2. 圧電材料

圧電効果を示す結晶は多数知られているが，実際に利用できる大きな圧電効果を示す材料は少ない．

1）圧電セラミクス

高温で焼結した多結晶の強誘電体．それ自体では圧電性がないので，通常はあらかじめ直流強電界を加えて電気分極方向を一方向にそろえる分極処理（電界ポーリング）を行う必要がある．チタン酸バリウム BaTi O3 やチタン酸ジルコン酸鉛 PZT（Zr, Ti）O3，あるいはそれを基本成分とする圧電セラミクスが開発されて広く用いられている．

2）高分子圧電材料

高耐性で高純度な熱可塑性フッ素重合体の1つであるポリフッ化ビニリデン PVDF は，加工性がよく柔軟性のあるフィルム状圧電素子としてさまざまなセンサーに応用されている．

3. 圧電アクチュエータ

圧電材料を利用したアクチュエータは**圧電アクチュエータ**と呼ばれる．圧電アクチュエータの分極方向と印加電界方向の関係から，圧電効果の形態は3つに大別される（図 8.3）．

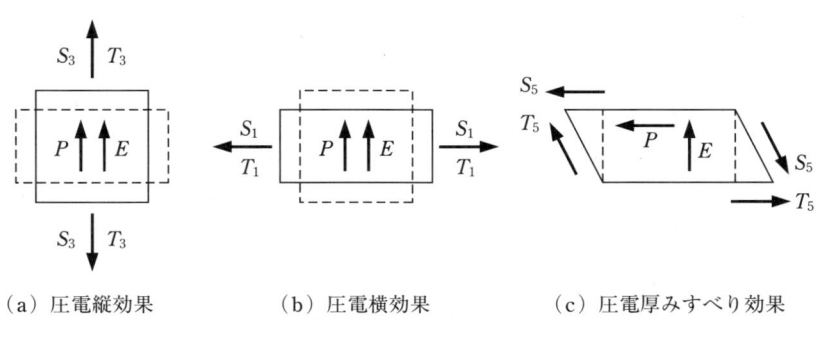

(a) 圧電縦効果　　(b) 圧電横効果　　(c) 圧電厚みすべり効果

図 8.3　圧電効果の形態

1) 圧電縦効果

分極方向 P と同じ方向に電界 E を印加するときに発生する同じ方向のひずみ S（応力 T）を利用する．

2) 圧電横効果

分極および電界と直角方向のひずみを利用する．

3) 圧電厚みすべり効果

分極方向に直角方向に電界を加えて表面に発生するひずみを利用する．

圧電材料をアクチュエータとして利用する構造にはさまざまなものがある（図8.4）．

1) 単板素子

圧電材料を単体で用いて圧電縦効果を利用する場合の多くは，素子の上下に電界を加えたときに，素子の上下方向に生じるひずみを利用する．単板素子で圧電横効果を利用するものもある．

2) 円筒素子

圧電材料を単体で用いて圧電横効果を利用する場合の多くは，円筒の内面と外面の間に電界を加えたときに，円筒の長軸方向に生じるひずみを利用する．円筒素子で圧電縦効果を利用するものもある．

3) 積層素子

ひずみは電界に比例することから，電界を加える方向の素子の厚さを薄くするとともに，大きなひずみと変位を得るために，これらの素子を分極が逆向きになるように積層したものである．一体成形・焼結したり，あとで接着積層すること

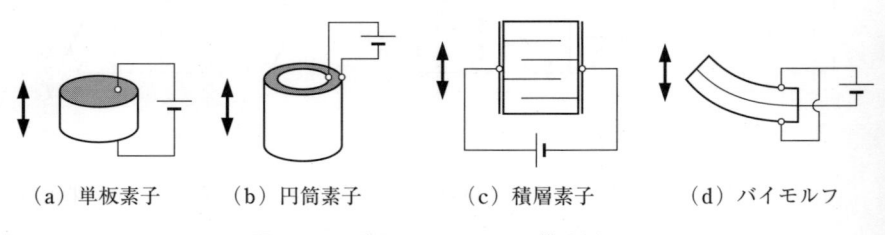

（a）単板素子　　（b）円筒素子　　（c）積層素子　　（d）バイモルフ

図 8.4　圧電アクチュエータの構造例

で，数十 μm から数百 μm 程度の変位を取り出すことができる．半導体製造装置の微小位置決め機構，プリンタヘッドなどに適用されている．

4) ユニモルフ，バイモルフ

圧電素子を金属に接合したり（**ユニモルフ**），2枚の圧電素子を分極の向きをそろえて接合する（**バイモルフ**）ことで，素子のひずみを，例えば数 μm から十数 μm のはりのたわみ変形として取り出すものである．カメラのシャッタ，VTR ヘッドのトラッキング調整機構，圧電ファンなどに適用されている．

8.4 超音波モータ

1. 超音波モータの原理

超音波モータ（USM）は，**振動子**（ステータ）に励振された超音波領域（20 kHz 以上）の機械的振動（楕円運動）を，**回転子**（ロータ）または**直進子**（スライダ）との接触を介して，回転または直進運動に変換する摩擦駆動型のアクチュエータである．進行波が励磁されている振動体の場合には，ステータの表面の粒子は楕円軌跡を描いて振動する（図 8.5）．ロータの寸法が波長より長い場合には，ロータとステータは"波の山"で常に接触し"波の谷"では離れているので，ロータは一方向にのみ駆動力を受けることになる．これがモータとしての推力になる．

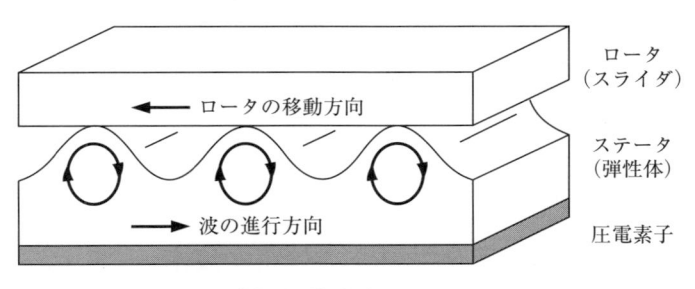

図 8.5 進行波型超音波モータの原理

2. 超音波モータの特徴

超音波モータには，電磁モータと比較して次のような特徴がある．

1) 低速・高トルク

毎分数十～数百回転の低速で高トルクが得られるので，減速機構を必要とせずにダイレクトドライブ（直接駆動）が可能になる．

2) 自己保持特性

ステータとロータが強く密着しているため，電源を切ったあとも保持力（ホールディングトルク）をもち続けるブレーキ機能をもつ．

3) 高応答性および高制御性

直流モータと同様な線形特性をもち，ロータのイナーシャ（慣性）が小さく，摩擦による制動力が大きいために応答性に優れる．また速度を無段階に制御でき，機械的時定数が 1 ms 以下で制御性にも優れる．

4) 電磁作用がない

巻線や磁石を駆動源としないために磁気を発生せず，非磁性タイプの超音波モータは高磁場中（例えば MRI 装置の中）でも作動する．

5) 小型・軽量・静粛性

巻線を使用せず単純な構造であるので軽量である．また人の耳には聞こえない超音波振動を駆動源とするため，作動音がきわめて静かである．

3. 超音波モータの用途と例

超音波モータは，カメラのオートフォーカス，光学機器のレンズミラーの駆動，衛星受信装置の位置決め，ロールスクリーンの巻上げ，自動車のハンドルポジションやヘッドレスト，部品の搬送，高磁場内のアクチュエータなど，さまざまな用途に利用されている．

1) USR シリーズ

（株）新生工業が 1986 年に世界で初めて商品化した超音波モータで，機能性や信頼性の向上のための改良が重ねられている．

2) 円筒形マイクロモータ

　東京大学の樋口研は,円筒の側面にPZT薄膜を成形したステータ振動子(直径 $\phi 2.4$ mm ×高さ10 mm)の両端にロータを配置し,コイルばねで与圧する超小型超音波モータを考案・試作している.

3) 多自由度超音波モータ

　単一の振動子に固有振動数の等しい複数の固有振動数を励振することによって,振動子表面に3軸まわりの楕円振動を生成し,回転子を3軸まわりに回転させる多自由度超音波モータが,東京工業大学・上羽研,慶應義塾大学・前野研などで開発されている.

4) 球面超音波モータ

　球ロータと呼ばれる球体を複数のステータと呼ばれる円環型の金属で保持する構造により,単体で3自由度駆動を可能とする球面超音波モータが東京農工大学・遠山研で開発されている.義手の関節や監視カメラの雲台などへの適用が検討されている.

8.5　形状記憶合金アクチュエータ

1. 形状記憶効果と形状記憶合金

　大きな変形を与えても,加熱することで,変形前の形を記憶しているかのように,形状を回復する現象を**形状記憶効果**(SME)といい,形状記憶効果を顕著にもつ合金を**形状記憶合金**(SMA)と呼ぶ.形状記憶効果は,熱弾性型マルテンサイトと呼ばれる金属において,固相変態に伴って発生する現象であり,熱エネルギーと弾性エネルギーが可逆的に交換できる性質による.1960年代前半に米国でTi–Ni系のSMAが発見されてから応用研究が本格化した.形状回復ひずみ量の大きさ,発生力,使用温度範囲,安全性,耐久性,多結晶体で使用できるなどの理由から,現在は,Ti–Ni系やNiの一部をCuなどに置き換えたTi–Ni–X系合金が利用されることが多い.

2. SMAアクチュエータの形式と構造

SMAアクチュエータには3つの基本的な形式が考えられる．

1) 自立展開型（ヒューズ型）

SMAを加熱することで一方的に一度だけ負荷を動かし，再び使うときは低温時に手動などでSMAを変形させて元に戻す形式である．

2) 単安定型

形状回復動作と反対向きの力を発生するバイアスばねや重力，磁力などを組み合わせて，それに冷却時の変形方向の動作を行わせる形式である（図8.6）．構造が単純でSMAに無理な力が加わりにくいが，動きが非対称でSMA冷却時の位置しか安定点にできない．

3) 差動型

2つのSMAを対向する形式で接続し，加熱されたSMAの形状回復力でもう一方の冷却状態のSMAを変形させる形式である．交互に加熱すれば対称的な動きを繰り返すことができる．加熱されたSMAの形状回復力と，もう一方のSMAを変形させるために必要な力との差が，アクチュエータとしての操作力になる．

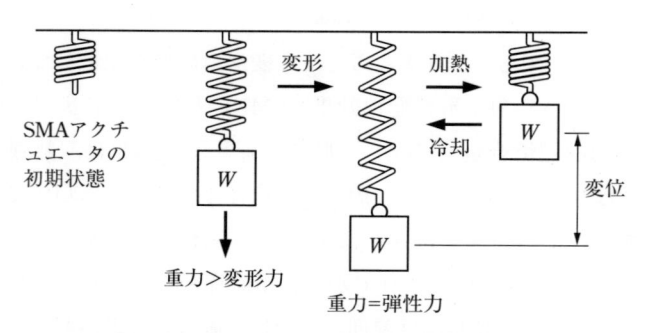

図8.6 SMAアクチュエータの動作原理

3. SMA アクチュエータの製品と応用

　形状記憶合金は，（株）古河テクノマテリアル，大同特殊鋼（株），（株）アクトメントなどが製造販売している．またトキコーポレーションは，線維状のもの（バイオメタル・ファイバ BMF）だけでなくコイル状に巻いたもの（バイオメタル・ヘリックス BMX）を販売している．発生力は小さいが，10 万回の動作寿命と伸張時の長さの 50% という大きな伸縮動作を特徴としている．

　形状記憶合金を利用して，能動湾曲カテーテル（胸腔や腹腔などの体腔，消化管や尿管などの管腔部，血管などに挿入し，体液の排出，薬液や造影剤の注入・点滴などに用いる医療用の管）を実現しようとする試みも，オリンパス（株）や東北大学・江刺研などが発表している．

◆課題

　筋肉を目指したさまざまなアクチュエータについて，材料，動作原理，出力（発生力，変位量，動作速度など），特徴，現状の課題などの項目を含めて表にまとめてみよう．

第9章
血液と循環系の構造・機能

9.1　血　液

1.　血液の働きと成分

血液は，主に以下の役割と機能を担っている．
- 呼吸のための酸素および二酸化炭素［肺へ］の運搬（特に脳組織中の酸素濃度の維持）
- 糖，脂質，アミノ酸，タンパク質などの栄養素［消化器官から］の運搬
- さまざまなホルモン（生理活性物質）［内分泌器官から］や老廃物［腎臓へ］の運搬
- 生体防御（免疫機能）
- 体温調整

血液の細胞成分を**血球**，液状の間質を**血漿**という．すなわち血液は液体中に有形成分が分散する**懸濁液**である．血球（全血液の約45％体積）は赤血球（約96％），白血球（約3％），血小板（約1％）からなり，血漿（約55％体積）は水（約90％），タンパク質（7～8％），糖質（約0.1％），脂質（約1％），無機成分（約0.9％：ナトリウムやカリウムなど）からなる．

血液中において血球成分が占める体積分率を**ヘマトクリット値**（Hct, Ht）と呼ぶ．貧血検査などに利用され，成人男性で40～50％，成人女性で35～45％程度が正常値とされている．

ヒトの血液は，比重約 1.06 で体重のおよそ 13 分の 1（6 ～ 8％）であり，体重 70 kg 男性なら約 5.5 kg，5.2 リットルとなる．また血液の平均循環時間は 1 分である．血液の pH は 2 つの平衡機構（炭酸緩衝系および肺の二酸化炭素排出，リン酸緩衝系および腎臓の酸排泄）により 7.35 ～ 7.45 の間に調整されている．これが 7.0 以下になると昏睡に陥り 7.7 以上になると痙攣を起こして，いずれも心臓停止に至る危険がある．**ブドウ糖**は腸から吸収され肝臓で**グリコーゲン**として蓄えられる（インスリンの作用）が，一部は血糖として血液で運搬されて筋やその他の組織のエネルギー源となる．血糖の正常値は約 100 mg/dl（60 ～ 120）だが，利用されないブドウ糖が血中に増加して尿中に排泄される疾患が**糖尿病**（高脂血症，過食，肥満）で，重症になると昏睡に陥る場合もある．

2. 血球の種類と特徴

1）赤血球

　赤血球は，中央がくぼんだ円盤形状をしており，酸素運搬機能を担う．

2）白血球

　リンパ芽球，単芽球，骨髄芽球の 3 つの系統から分化した細胞がそれぞれ**リンパ球**（免疫作用を担う細胞），**単球**（食作用する大きな細胞），**顆粒球**（細胞内にたくさんの顆粒をもつ好酸球，好塩基球，好中球）であり，これらを合わせて**白血球**と呼ぶ．生体防御作用に関与する．

3）血小板

　血小板は，幹細胞から分化した巨核芽球が，細胞質にできた顆粒を血中に放出したものである．核をもたずに細胞質のみで構成されており，不定形で，血管が傷ついたときに活性化，凝固し，血栓を形成して止血する．

3. 血液の配分

　動脈が切断されて全血液量の約 3 分の 1 が急に失われると生命の危機を招くので，血液の多くは動脈を流れていると思いがちである．しかし実際には，循環系における血液の分布は全血液量の 75％は静脈側にあり，毛細血管付近に約 5％が

分布し，動脈側は約 20％に過ぎない．また安静時における器官ごとの血液の分布は，心臓 250 ml（5％），肺 1 300 ml（25％），動脈 600 ml（11％），毛細血管 300 ml（6％），静脈 2 200 ml（42％），肝・脾臓 550 ml（10％）である．激しい運動をするときには，骨格筋や皮膚への血管が拡張して血流配分が高められ，それは全血液量の 80 〜 85％にも達するといわれている．

4. 血液のせん断速度と粘性係数

　せん断速度（ずり速度）が十分に高い場合や，ヘマトクリット値が 15 程度以下の場合，血液の粘性係数（粘性率，粘度）μ は，せん断速度の大きさに依存せずにほぼ一定である（図 9.1）．このように粘性係数がせん断速度に依存せず，せん断応力（接線応力）がせん断速度に比例する流体を**ニュートン流体**，その性質を**ニュートン性**という．

　ヘマトクリット値が高い場合には，せん断速度が小さくなるに従って，血液の粘性係数は急激に増加して非ニュートン流体となり，特にヘマトクリット値が 15％程度以上になると著しいせん断速度依存性を示す．これは，血中の赤血球が増加してそれぞれが変形すること，また低いせん断速度では赤血球が凝集して**連**

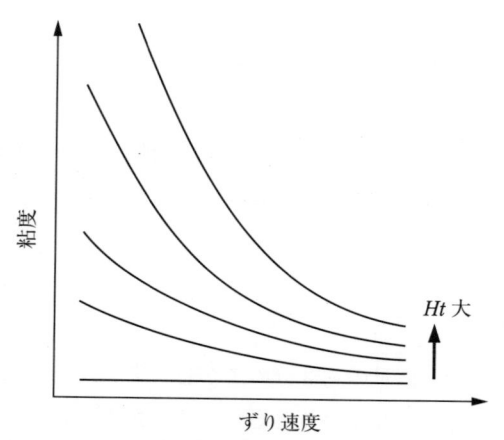

図 9.1　血液の粘度（粘性率）とずり速度（せん断速度）の関係

銭（ルロー）を形成することなどによると考えられている．

9.2 赤血球

1. 赤血球の性質

　ヒトの赤血球は，直径 $\phi 7 \sim 8$ μm，厚さ約 2.5 μm で中央がくぼんだ円盤形状をしている．正常数は男性で約 500 万個/mm^3，女性で約 450 万個/mm^3 で，体重 60 kg の成人男性で約 20 兆個になる．赤血球は**骨髄**で産生し，成熟する途中で核が失われる（**脱核**）．また細胞小器官もなく，細胞質には赤色のタンパク質である**ヘモグロビン**（Hb）が高濃度で含まれている．寿命は約 120 日で，肝臓や脾臓での分解，浸透圧や膜の物理化学的変化，免疫性因子，微生物（マラリア原虫など），血液流れ中での力学的要因などによって破壊される．

2. 集合体の形成

　赤血球の集合体は，血流の停滞しているところで生じやすい（図 9.2）．その一次元集合体を**連銭**（コインの積み重ね）と呼ぶ．この生じやすさは，赤血球自身の性質（変形能，表面電荷，形態など），架橋分子の性質（分子量，構造，荷電

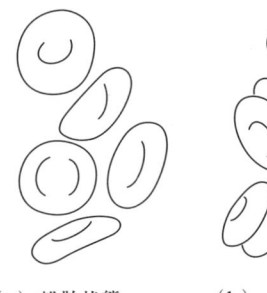

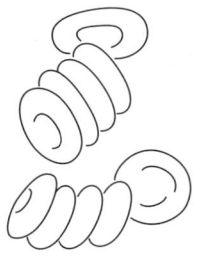

　　　（a）離散状態　　　（b）一次元集合体　　　（c）三次元集合体

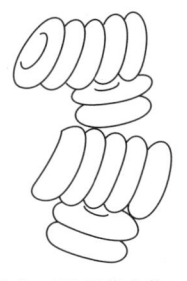

図 9.2　集合体の形成

など),環境因子(せん断速度,媒質の粘性,pH,電解質組成,温度など)によって支配されている.赤血球の集合体は,血液循環の障害から臓器のさまざまな病態を引き起こすので,臨床においては特に留意しなければならない.

3. 変形と流動

　赤血球は,浸透圧の差によって変形する(図9.3).低張液中では,赤血球の外側の溶質の濃度が低いため,赤血球膜を通して外側から内側へ水が流れ込み,赤血球は膨れて球形になる.これを**膨潤赤血球**と呼ぶ.高張液中では,赤血球の外側の溶質の濃度が高いため,赤血球膜を通して内側から外側へ水が流れ出し,赤血球は萎んでしわくちゃになる.これを**鋸歯状赤血球**と呼ぶ.

　末梢の毛細血管を通過するときにも,赤血球は変形する(図9.4).せん断応力が大きくヘマトクリット値が小さいときには,スリッパ状あるいはパラシュート形に変形する.さらにヘマトクリット値が大きくなると,ジッパー状に配列して流動抵抗を小さくして流れていく.

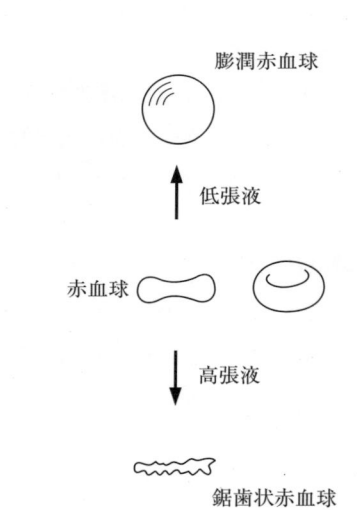

図9.3　溶質濃度による赤血球の変形

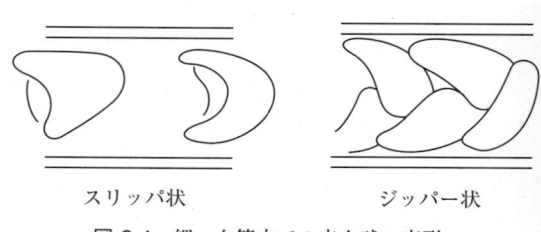

図9.4　細い血管内での赤血球の変形

4. タンクトレッド運動と力学的破壊

　まわりの流れが一様ならば，赤血球はその流れに乗って移動していくだけである．しかし，せん断流れ場では周囲の流れの速度差により，赤血球は回転しながら流れていく（図9.5）．さらに両凹円盤形状を維持できなくなると，ラグビーボール状に変形する．このとき，赤血球膜は赤血球内容物（ヘモグロビン溶液）のまわりをクローラのように回転していることが，膜の内側に固定されたハインツ小体の移動の観察から確認されている．これは毛細血管中を赤血球が移動するときにも観察されている．このように全体の形状は変わらずに表面の膜が回転移動する運動を**タンクトレッド運動**と呼ぶ．

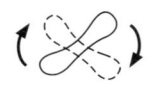

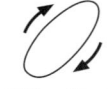

図 9.5　せん断流れ場での赤血球の変形

　膜が伸張（引張）と収縮（圧縮）の繰返し変形を受けると，膜は疲労破壊してしまう．赤血球が破壊され，内容物のヘモグロビンが血中に溶出する現象を**溶血**という．溶血は，血液中のヘモグロビン濃度が低下した状態である**貧血**の一因になる．

9.3　血管系と血管内の流れ

1. 循環器系と血管系

　循環器系（脈管系）は，血液とリンパ液の循環を行う器官の集まりのことである．血液の循環を担うものを血管系，リンパ液の循環を担うものをリンパ系という．

（1）　**血管系**

　血管系は，心臓，動脈，静脈，毛細血管からなる閉鎖回路であり，血液は血管

内のみを流れる．血液循環には2つの系統がある．
1）体循環

　心臓（左心室）→ 動脈（大動脈 → 動脈 → 細動脈）→（肺以外の全身の）毛細血管 → 静脈（細静脈 → 静脈 → 大静脈）→ 心臓（右心房）〔肺循環に続く〕

2）肺循環

　心臓（右心室）→ 肺動脈 → 肺の肺胞の毛細血管 → 肺静脈 → 心臓（左心房）〔体循環に戻る〕

（2）　リンパ系

　リンパ液の元は，毛細血管から漏出した血漿が，細胞間隙において組織液となったものである．血管内に戻らなかった組織液がリンパ管を通って，静脈に戻される．

　すなわち血液量は一定ではなく，時々刻々と変化する．血管壁を通り抜けて血管外へ出ていった体液は，浸透圧などで血管内に回収されるが，一部はリンパ液となってリンパ管へ移動して，血管内に回収されない体液もある．また動脈は脈動により管径が変化することがあり，静脈は容量が大きく血液を貯蔵することができる．これらを心臓からみると，送り出す血流量（動脈送血量）と戻ってくる血流量（静脈帰来量）とが等しくなるとは限らないことが，人工心臓による血液流量の制御において問題となることも考えられる．

2. 血管系の流れにおける流体力学上の特徴

　ここで，血管系の血流を流体力学でみた特徴をまとめて列挙する．

1）血液のレオロジー特性

　血液は懸濁液であるため，流れのせん断速度が小さくなる血管内では，非ニュートン性が強く表われる．さらに毛細血管のように管径が赤血球より小さいと，赤血球が変形し，血管内壁をこすって移動する．これらの流れは流体力学だけでは扱うことができない．

2) レイノルズ数の範囲が広い

レイノルズ数(流れの慣性力と粘性力の比で流れの様子を区分する手がかりとなる値)が,上行大動脈(左心室にある大動脈口より起始し上行したのちに胸骨角または第二肋軟骨の高さで大動脈弓に移行する長さ約 5 cm の動脈)での最大 4 500 程度から毛細血管での 10^{-3}(典型的な粘性流)まで,その範囲が広い.レイノルズ数が大きい大動脈では,**乱流**に遷移する可能性がある.またレイノルズ数が小さい毛細血管では,粘性力が支配的な**ストークス流**となり慣性を無視できる.そしてその間は,慣性力と粘性力がともに影響するので,解析が非常にむずかしい.

3) 非定常性

心臓からの血液の拍出は,1 回に約 70 ml が毎分 70 回であり,**拍動性**(脈動性)がある.また**スタート流**(静止流体が突然の圧力勾配により動き始める流れ)と**ストップ流**(大動脈弁が閉じられると大動脈の流れはほぼ静止する)が繰り返される**間欠脈**である.

4) 特異な血管形状

分岐部(大動脈,腎動脈,総頸動脈,腸骨動脈など)や曲がり部(大動脈弓,内頸動脈など)があるので,複雑な三次元的な流れになる.

5) 管壁の伸展性

血管の部位により,エラスチン(弾性的),コラーゲン(伸びにくい),平滑筋の構成比率が異なり,血管壁の力学的性質が異なる.例えば大動脈(エラスチン>コラーゲン)は,弾性管として圧力の伝播が重要である.また静脈(エラスチン<コラーゲン)は血圧が低く管壁が相対的に薄いため,**つぶれやすい管**内の流れとして解析する必要がある.このように血管壁の非線形的性質のため,独特の圧力波の伝播や流れのパターンが表われる.

3. 太い動脈内の流れ

1) 速度分布

D. L. Schoultz らは,ヒトおよびイヌの大動脈各部における速度分布を,ホッ

トフィルム流速計を用いて測定している．それによれば，上行大動脈から近位の下行大動脈付近までは，時間平均速度の直径方向の分布はほとんど平らであり，**境界層**（粘性力により流速が減少し始めるところから流速がゼロとなる固体壁表面までの領域）が十分に発達していない．境界層の厚さは下流にいくに従って増大していく．胸大動脈より遠位では，血管壁の近くで速度が落ち速度分布が丸みを帯びてきて，境界層が発達してきているが，**ポアズイユ流れ**の放物線形の速度分布には至っていない．

2) 曲がり管内での入り口領域の流れ（図9.6）

曲がり管内の入り口で一様な速度分布（大動脈弓では妥当な仮定）が与えられたときには，入り口領域での境界層は薄く，境界層以外の中心付近の流れは非粘性流体のようにふるまう．さらに曲がりの内側の速度が外側の速度よりも大きくなるので，内側の管壁が受けるせん断応力のほうが外側の管壁が受けるせん断応力よりも大きい．

3) 曲がり管内での2次流れ

遠心力により，流速が最大となる部分が曲がりの外側へ押し出されていく．そのため，管壁に沿って曲がりの外側から内側へ向かう流れが生じる．これに押されて，曲がりの対称面（曲率中心と管軸を含む面）に沿って曲がりの内側から外

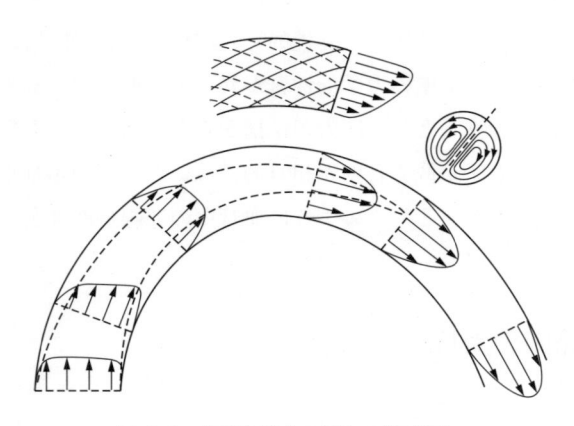

図9.6 曲がり管内の流れの模式図

側へ向かう流れが生じる．これが2次流れである．実際の流れは，軸方向の流れと**2次流れ**が合成されて，一対のらせん状の流れになる．

4. 細い血管内の流れ

1) 軸集中と血漿分離流れ（図 9.7）

赤血球は，細い管内を流れるときには，流速の速い管の中心部分（管軸の近く）に集まって流れる．これを**軸集中**と呼ぶ．このとき，流速が遅い管壁に沿っては赤血球をほとんど含まない血漿だけの層ができる．この層を**血漿だけの層**あるいは**血漿層**と呼ぶ．また血管の直径が小さくなると，この層の厚さが管直径に対して相対的に大きくなり，細動脈の枝管には赤血球をほとんど含まない血漿ばかりの流れが生じる．この現象を **plasma skimming** と呼ぶ．

2) 微小循環系

微小循環系は，直径 ϕ 100 μm 程度以下の極細い管径をもつ循環系を指す．**細動脈**は平滑筋が豊富であり，中心動脈圧が変化したときに管径の変化により血圧が調整される．**毛細血管**は，単層の内皮細胞でできた管で，血液と組織の間で活発に物質移動とガス交換が行われる．血液は毛細血管から**細静脈**，さらに静脈へ入って心臓に戻る．圧力（平均）は，細動脈から毛細血管に近くなると急激に減少し，細静脈に入ってからも血圧は緩慢に低下し続ける．ヘマトクリット値は，それぞれの血管で異なり，また1本の血管についても時間によって一様ではな

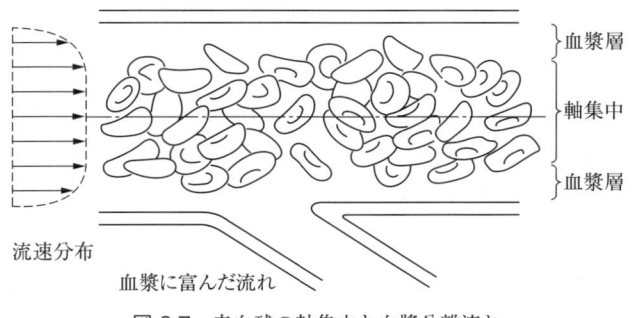

図 9.7 赤血球の軸集中と血漿分離流れ

い．流速も同様にランダムであり，赤血球の流れ込み具合と血漿層の形成，白血球の運動などによって変化する．流速の大きさを平均的に見ると，毛細血管のやや静脈側で最も小さく，同じ管径の細動脈と細静脈を比べると動脈側の速度のほうが大きい．なおレイノルズ数は非常に小さいので，流体の慣性の効果は無視できる．

9.4 血 管

1. 血管に作用する力と材料力学上の特徴

径が比較的大きい多くの動脈では，血圧による生じる管壁の円周方向応力と半径方向応力に加えて，血流による管壁内面へのせん断応力が作用している．さらに分岐や周辺組織からの拘束により生じる管軸方向応力が加わっている．血管の材料力学上の特徴は次のようになる．

- 大変形　　　破断までのひずみが数十〜100％にもなる大変形ができる．
- 非線形性　　応力—ひずみ関係が下に凸の型になる．
- 粘弾性　　　拍動により径が変動するため動的力学特性も重要である．
- 非圧縮性　　重量の70％以上が水分である．
- 異方性　　　円周方向と軸方向で力学的性質が異なる．

2. 動 脈

1) 管壁の特徴

動脈壁は，弾性線維と平滑筋の割合が高く，特に平滑筋に富むものを**筋性動脈**，弾性線維に富むものを**弾性動脈**とも呼ぶ．動脈壁の寸法や性質は部位によって異なり，それぞれの部位で必要な機能をもつ．例えば上行大動脈から末梢に進むに従って，①血管内径は減少，②総断面積は増加，③血流速度は減少，④スティフネス（剛性）は増加して変形しにくくなる．動脈壁は，大きく分けて内膜・中膜・外膜の3層構造になっており，内膜と中膜の間は**内弾性板**，中膜と外

膜の間は**外弾性板**で区切られている（図 1.2）．**内膜**は，主に管軸方向に配向した1層の血管内皮細胞で覆われている．**中膜**には，弾性線維，膠原線維，血管平滑筋細胞などが混在し，平滑筋は主に管壁の円周方向に配向している．**外膜**は，管軸方向に配向した膠原線維が主体である．

2) 血管の特徴

　血圧は平均 13.3 kPa（100 mmHg）± 脈圧 5.3 kPa であり，径変動が最大 10％であるのに対して軸方向の長さはほとんど変化しない．内部の血流により数 Pa のせん断応力を受ける．心収縮期に伸展して血液を貯留し，心拡張期に動脈壁の弾性で末梢に送り出す．このふいご機能のことを**ウィンドケッセル作用**と呼ぶ（図 9.8）．血流の平坦化と血圧上昇の抑制により左心室後負荷が軽減される．しかし加齢に伴って血管の伸展性が低下するので，ウィンドケッセル機能も低下して血圧が高くなる．また生体内での動脈は，周囲組織や自身の分岐などにより，長軸方向に 30〜50％伸張された状態，すなわち**係留**状態にある．この理由は不明だが，ゆるみと折れ曲がれを防ぐため，および生体組織の成長に伴う力学的適応反応の結果だと考えられている．

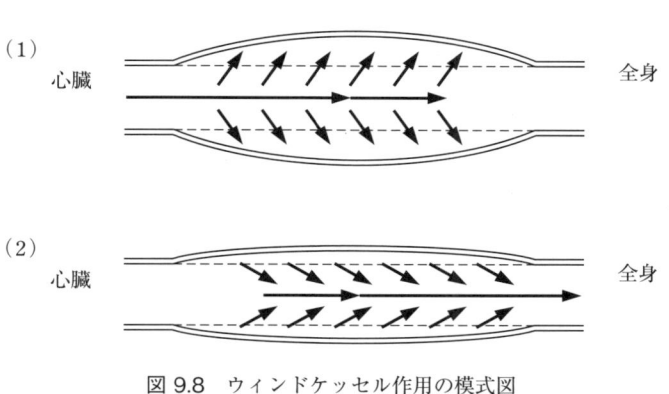

図 9.8　ウィンドケッセル作用の模式図
(1) 管壁が伸展して血圧の上昇を緩和する
(2) 管壁が元に戻る力で血液を末梢に送り出す

3. 静 脈

1) 管壁の特徴

静脈壁は，膠原線維と平滑筋の割合が比較的高く，対応する部位の動脈に比べて径が大きく壁厚が薄い．

2) 血管の特徴

血管の全容積の4分の3を占め，血液の42％を貯蔵して，循環血液量を調整する機能があるので，**容量血管**とも呼ばれている．準定常的な 1.3 kPa 程度の内圧を受けるが，心臓との静水圧差や周辺組織からの圧迫などにより**伸展圧**（内圧—外圧）が減少すると，その断面は円形から楕円，亜鈴状，完全閉塞へと変化していく．これは静脈壁の**伸展性**と**圧平性**によるものである．上肢や下肢の静脈には，**逆流防止弁**がある（図 9.9）．静脈が太く浮き出て見える**静脈瘤**は，表在静脈（大伏在静脈や小伏在静脈などの皮膚表面近くを走る静脈）の弁が壊れ，血液が

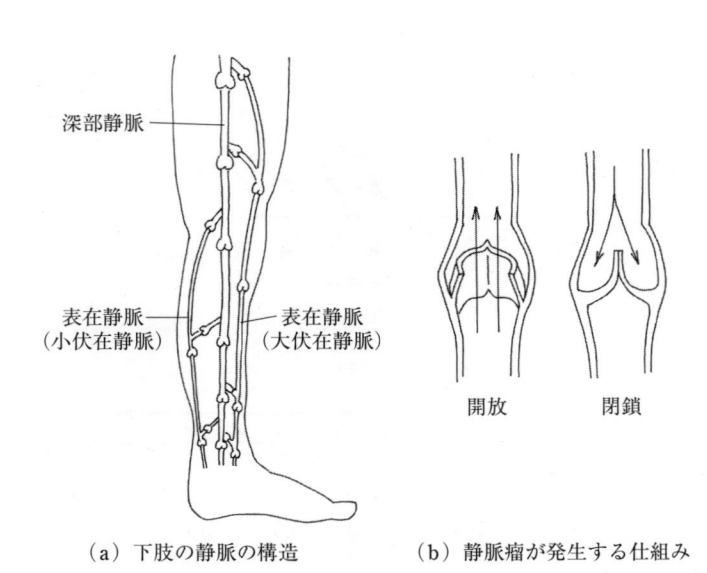

（a）下肢の静脈の構造　　　（b）静脈瘤が発生する仕組み

図 9.9　下肢の静脈と静脈瘤

逆流して脚の下のほうに溜まり，静脈が拡張したものである．

4. 動脈硬化と血管壁の関係

　動脈硬化斑（動脈硬化の前駆）や**アテローム**（粥状硬化）は，血管形状が特異に変化する部位に好発するので，局部的な流体力学的因子が大きな意味をもつと考えられている．そこで動脈硬化の発生・進展に関連して，壁せん断ひずみや応力と，動脈硬化の進行とともに増加する内膜厚さの間の関係などが多く研究されている．例えば動脈硬化斑と動脈壁の引張り試験，動脈硬化斑内部および近傍のFEMを用いた応力解析などがある．多くの研究の結果，動脈硬化の発生メカニズムとしては，**壁せん断応力説**が最も妥当だと考えられている．しかし，これにも高せん断応力説と低せん断応力説があり，いずれが妥当であるかは議論が分かれている．

◆課題

　血管壁に関する材料力学的な研究，血流に関する流体力学的な研究などの最近のものを，学会誌，論文誌，専門誌などを参照して調べ，その概要をまとめるとともに，それに対する自分の考えを記述してみよう．

第 10 章
バイオマテリアル

10.1 バイオマテリアルとは

1. バイオマテリアル

　バイオマテリアルとは，有害な影響を及ぼすことなく生体に接触して用いられる物質のことを指し，**医用材料**や**生体材料**とも呼ばれる．バイオマテリアルは，医用機器や器具を構成する材料として用いられ，診断，治療，検査などの行為の過程で直接的あるいは間接的に生体と接触する．すなわち，①皮膚や粘膜と接触するもの（絆創膏，貼り薬，超音波プローブ，内視鏡など），②組織と接触するもの（手術器具，手術用材料など），③血液と接触するもの（カテーテル，輸血・輸液バッグ，注射針など）などがある．また接触の形態や様式も，①体内に侵入して長期間留置されるもの（人工臓器，歯科・眼科インプラント，ステントなど），②一時的な埋植の後に外されるもの（骨固定用プレートなど），③一部が体外の環境に触れるもの（人工皮膚，義歯など）など，さまざまである．そこでバイオマテリアルの研究開発は，生体と材料との反応機構を明らかにして，必要な機能を発揮しながら（医用機能性）も生体とのなじみをもった（生体適合性）材料をつくることが重要になる．

2. 生体内の環境

　生体は，その内部や外部の環境因子が変化しても，個体全体として，あるいは局部的には状態が一定に保たれる．その性質や状態を**恒常性**（ホメオスタシス）と呼ぶ．しかしその一方で，生体内の物理的・化学的環境や力学的環境は器官，組織，部位により大きく異なっている（表10.1，10.2）．

表10.1　生体内の物理的・化学的環境

項目	値	部位
水素イオン指数（pH）	1	胃内容物
	4.5〜6.0	尿
	6.8	細胞内
	7	細胞間
	7.15〜7.35	血液
温度（℃）	37	正常体温
	20〜42.5	病気体温
	28	正常皮膚
	0〜45	手足皮膚

表10.2　生体内の力学的環境

項目	値	部位あるいは活動
応力（MPa）	0〜4	海綿骨
	$0 \sim 4 \times 10$	緻密骨
	$1 \sim 2 \times 10^{-1}$	動脈壁（周期的・常時）
	$0 \sim 2 \times 10^{-2}$	心筋（周期的・常時）
	1〜10	関節靭帯
	4×10	骨格筋（最大）
	4×10^2	腱（最大）
回数（年間）	3×10^5	蠕動運動
	3×10^6	嚥下運動
	$5 \times 10^6 \sim 4 \times 10^7$	心筋収縮
	$10^5 \sim 10^6$	指関節運動
	2×10^6	歩行

3. 医用機能性

　医用機能性とは，所望する機能を発揮するための物理的・化学的・生物学的な性質のことであり，バイオマテリアルに要求される機能はさまざまである（表10.3）．例えば心臓・血管系の材料では，血液を凝固させない材料（抗血栓性の

人工心臓や人工血管）が必要な場合もあるが，逆に血を固める材料（手術時の局所的止血のためのフィブリン糊）が必要な場合もある．さらに多くの場合は経時劣化しない材料が望まれるが，所要の時間を経たあとには生体内で分解・吸収され消滅していく材料（手術縫合糸）が欲しいときもある．ある機能を代替する材料は，対応する生体組織・器官の機能をよく理解したあとでこそ，検討できるものである．しかし実際には生体機能に関する詳細な把握が不十分であるため，現在のバイオマテリアルは生体機能の一部を代行しているだけのものがほとんどである．

表10.3 人工臓器や人工材料に要求される機能

要求される機能	人工臓器・人工材料
構造的機能	人工血管，管腔器官，人工骨
機械的機能	人工心臓，人工筋肉，人工関節
物理化学的機能	血液透析装置，血液酸素化装置，人工吸着装置
生化学的機能	人工膵，人工肝，人工内分泌腺
生物学的機能	人工免疫系，人工細胞
情報的機能	人工神経，人工感覚器

4. 生体適合性

生体適合性とは，材料が生体（組織や血液など）と相互作用を引き起こさない性質のことである（表10.4）．材料が生体に対して反応や障害を引き起こすことと，逆に材料が生体環境により大きく影響を受けることを考えなければならない．前者において，組織に限定した場合を**組織適合性**，血液に限定した場合を**血液適合性**という．後者では，タンパク質，脂肪，各種電解質などで構成されている生体内に留置されるので，材料にさまざまな反応が生じるのである．例えば金属材料は，電気化学的腐食反応を起こし，材料強度が劣化して金属イオンなどが流出し，体内蓄積や生体毒性の問題が生じる恐れがある．高分子材料では，材料

表10.4 生体適合性

被害者	機構	内容
生体	生体反応	親和性，活性・不活性，無毒性・抗炎症性，組織適合性，血液適合性など
材料	材料変性	物理的・化学的・生物学的安定性，強度，耐久性など
両者	相互作用	力学的適合性（コンプライアンス・マッチングなど）

自体が分解して，強度の劣化や機能の減弱・喪失が起こる．さらに高分子材料に混在している低分子物質，モノマー，触媒，添加物（安定剤，可塑剤，充填材など）などが溶出すると，材料と生体の界面状態を変えて，溶出物の毒性により生体毒として作用することがある．

10.2 生体適合性

生体適合性を，力学的適合性，組織適合性，血液適合性に分けて具体例を挙げながら簡単に説明していく．

1. 力学的適合性

人工材料や人工臓器と，これらが接合される生体組織との間に，機械的性質に大きな相違があると，接合部付近で応力集中や変形の不適合が生じる．これらが原因で破損や異常が起こり，結果的に目的とする機能を発揮できなくなる．そこで生体組織の機械的性質を定量的に把握し，組織代替材料や人工臓器の設計に生かすことが非常に重要になる．例えば，大きく変形する動脈に対して剛体に近い硬い**人工血管**を接合すると，吻合部近傍の動脈や人工血管に応力・ひずみの集中や異常な変形が生じる．さらに吻合部付近の血流に乱れや渦を伴う擾乱が発生し，その付近に血栓や内膜肥厚が形成されることもある（図10.1）．また**人工関**

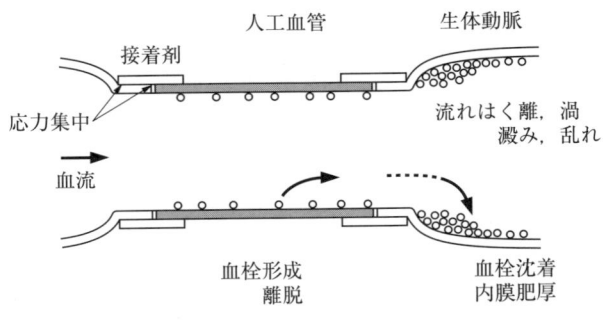

図 10.1 接着剤や人工血管による応力集中や血栓形成

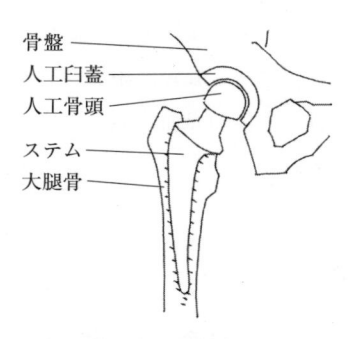

図 10.2 人工股関節の模式図

節では，硬い金属製のステムを，比較的軟らかい骨に高分子材料のセメントを介して固定しているが，弾性などの力学的性質の違いから，時間の経過とともに，界面が解離してゆるんだり，微細な亀裂が発生して最終的にステムが破損する場合もある（図 10.2）．

2. 組織適合性

組織適合性が悪い材料を生体内に埋植したり生体に触れさせたりすると，材料表面からの溶出物（金属イオン，低分子物質，モノマー，触媒，安定剤，可塑剤，充填剤など）や材料自体の分解産物（材料表面から剥離した磨耗粉など）などが生じる．これらが血流やリンパ流により全身に運ばれると，臓器や全身に滞積して組織反応を起こし，さらには炎症，発癌，組織壊死，石灰化などの問題に至ることがある（表 10.5）．

炎症は局所での組織反応であり，①免疫系が活性化されると抗原を形成して**アレルギ反応**を引き起こし，②補体系が活性化されると血管の透過性亢進を助長し，**貪食細胞**（白血球やマクロファージなど）の走化や貪食性を亢進させる．

表 10.5 組織適合性が悪い材料による生体反応

部 位	反 応
局所的	炎症，壊死，肉芽増生，結合組織増生，血管増生，石灰化，潰瘍，発癌など
全身的	アレルギ，毒性反応，神経障害，循環障害，臓器障害，感染，催奇形成など

異物が大きくて貪食によって処理できないときは，巨細胞や線維芽細胞を増殖して，異物を取り囲み包皮を形成する（**カプセル化**）．難分解性材料の表面では，カプセル化のあとで肉芽腫が形成されることもある．カプセルが厚いと材料表面に接触した細胞は炎症や酸素不足で壊死して，局所的な感染を引き起こしたり，石灰化につながるなどの反応を起こす．DNAに直接作用して発癌を開始・促進させたり，胎児の発生・分化・成長に影響を与えると催奇性を生じることもある．

3. 血液適合性

材料が血液に触れると，さまざまな反応を生じる．例えば①血漿タンパクの吸着・変形，②血小板の粘着・凝集・変形・放出，③血液凝固因子の活性化，④血栓の形成，⑤カルシウムの沈着，⑥血球の変形・破壊などである．ここでは，血液循環系に利用する医用材料や人工臓器の開発において大きな問題になっている血栓形成とカルシウム沈着について，詳しく説明する．

1）血栓形成

血栓とは，血管内の血液がなんらかの原因で塊を形成することである．血栓形成は，材料表面への血漿タンパクの競争吸着，それに続く血小板の粘着・凝集，それと並行して起こる血液凝固因子の活性化により引き起こされる（表10.6）．血栓形成は生体自身だけでなく，医療機器・器具に対してもさまざまな問題を引き起こす（表10.7）．そこで血栓形成を起こさないためのさまざまな方法が研究開発されている（表10.8）．

表10.6 血栓形成を誘起する因子

分　類	因　子
材料の化学・物理・電気的性質	化学組織，表面構造，表面自由エネルギー，表面の電化，表面の性質の変化（カルシウム沈着など）
流体力学的要素	血流速度，流路の形状（流れの剥離，停滞），表面粗さ
血液の性質と状態の変化	凝固因子の活性化，粘度の変化，溶血
環境因子	材料の純度，埃・温度・湿度，手術中の取扱い

表10.7 血栓形成による問題

対　象	問　題
機器・器具	カテーテルやチューブでの狭窄・閉塞
	人工臓器での機能の低下・喪失
	センサーでのドリフト（電気状態が変動）・計測不能
生体	血栓の剥離による臓器や組織の栓塞（生体の機能障害や死にも至る）
	血栓に細菌が取りつきコロニーを形成して敗血症（全身性炎症反応症候群）
	血栓が基質化してカルシウム沈着

表10.8 血栓形成を起こさない方法

分　類	内　容
表面をミクロ相分離構造にする	ブロックあるいはグラフト共重合により，表面を親水性－疎水性，結晶性－非結晶性，荷電性－非荷電性など，ミクロ不均質構造にする．ミクロ不均質構造では，表面への血漿タンパクの吸着も構造によって支配され，血小板の粘着が起こっても，凝集・変形・生理活性物質や凝固因子の放出などが起こらないことが実験的に認められている．
親水性の側鎖を表面にグラフト重合する	材料表面にポリエチレンオキサイドなどの長い糖鎖をグラフト重合する．糖鎖の間に水が入り，高度な親水性状態となり，血小板などの有形成分や血漿タンパクなどを表面に寄せ付けない状態になる．
生体タンパク質被覆表面（バイオライゼーション）	ヘパリンやウロキナーゼなどの生理活性物質を材料の表面に結合する．カテーテル，遠心ポンプ，人工肺などで用いられている．
生体組織そのものを装飾して使用する	人工弁（ウシ心嚢膜，ブタ心臓弁）で実用化されている．
細胞移植培養表面	表面を多孔質などの粗面として，初期血栓形成を促進し，その早期基質化とそれに伴う内皮細胞の増殖から，仮性内膜（偽内膜）を形成させる．人工血管で実用化されている．

参考　エコノミークラス症候群

　　静脈血栓塞栓症（そくせん）は，肺血栓塞栓症と深部静脈血栓症をあわせた疾患概念である．下肢や上腕，その他の静脈に血栓が生ずる疾患であり，この血栓が血流に乗って肺へ流れて肺動脈が詰まると，肺塞栓症になる．飛行機内などで長時間同じ姿勢を取り続けて発症することがよく知られており，俗に**エコノミークラス症候群**（あるいは旅行者血栓症やロングフライト血栓症）とも呼ばれる．これらでは，静脈血のうっ滞（長時間の同じ姿勢）や血液凝固の亢進（周囲の空気の乾燥による脱水）が血栓形成に関与していると考えられる．予防策の例を表10.9に示す．

表10.9 エコノミークラス症候群の予防策

対　策
ゆったりとした身体を締め付けない服装
水分の補給（ただし，ビールなどのアルコール飲料や緑茶やコーヒーなどに含まれるカフェインは利尿作用があり，かえって脱水を引き起こすため，多飲しないほうがよい）
ときどき少し離れた化粧室へ歩くなどして足を動かす
足は組まず同じ姿勢を続けないなどで血行の確保を心がける
着席時でも足の運動をする

3) カルシウム沈着

カルシウム沈着とは，血液中のカルシウムとリンがリン酸カルシウムの結晶となって，高分子材料の表面に析出してくることである．カルシウム沈着は，特に人工心臓弁や人工心臓で問題になっている．血液ポンプの膜が硬くなり，動きが悪くなったり，破損してしまう．また析出した結晶の表面に血栓が形成され，その表面に再びカルシウム沈着が生じるという堆積効果で，ひどい場合には，ポンプの内腔が完全に塞がれることもある．カルシウム沈着のメカニズムについて確定的なことはわかっていないが，さまざまな要因が関与していることが知られている（表10.10）．

表10.10 カルシウム沈着の要因

要　因
動物の種や年齢（幼児や小児のほうが成人より発生頻度が高い：カルシウム代謝が関係する）
材料の物性（親水性材料）
材料表面の欠陥（小孔）
器質化された血栓
応力集中が起こる場所

参考　カルシウムパラドックス

　カルシウムの摂取不足により骨が弱くなる（骨粗鬆症）というのは正しいが，カルシウムを摂り過ぎると尿路結石ができるというのは誤りである．カルシウムの摂り方が足りないとむしろ腎臓結石ができやすい．すなわちカルシウムの摂取不足になると，血管や脳には逆にカルシウム

が増えてくる．これを**カルシウムパラドックス**という．カルシウムパラドックスは次のような仕組みで起こる．カルシウムの摂り方が足りないと，血液中のカルシウムは少し減る．その情報が副甲状腺（甲状腺のうしろに4個ある米粒のような内分泌腺）に伝えられると副甲状腺ホルモンが出て，それが骨に働きかけてカルシウムを取り出して血中カルシウム濃度を一定に維持される．カルシウム不足が続いて，副甲状腺ホルモンがいつもたくさん出ていると，骨から過剰なカルシウムが溶かし出されるのである．カルシウムパラドックスは，動脈硬化を引き起こす．カルシウムが血管壁に入ると平滑筋が収縮し，高血圧になる．血管壁はその血圧により細かい傷がつきやすくなり，その傷からコレステロールが侵入する．傷を治していくときにカルシウムが過剰反応を起こさせ，細胞が集まって増殖することで動脈硬化になる．さらに余分なカルシウムはカルシウムがあっては困るところに入り込む．脳では脳細胞の働きが落ち，記憶細胞が傷害をうけてアルツハイマー病になる．膵臓ではインスリンが正常に出ずに糖尿病になる．筋肉では力が弱まる．軟骨では変形性関節症や変形性脊椎症という腰や膝の痛みを起こす．

10.3　バイオマテリアルの具体例

1.　バイオマテリアルの要件

　バイオマテリアルには，医用機能性と生体適合性（組織適合性，血液適合性，力学的適合性）だけでなくさまざまな要件が求められている．
1) 医用機能性
　必要な機能および強度をもつ．
2) 生体適合性
　材料による生体反応が少なく，生体による材料物性の影響も小さい．

3) 取扱いや成型加工が容易

　量産化が容易で，低価格化や品質の均質化による信頼性の向上が期待できる．

4) 滅菌消毒が容易

　オートクレーブ滅菌（蒸気），ガス滅菌（エチレンオキサイドなど），放射線滅菌（ガンマ線）などができる．

5) 経済性

　製造・加工コスト，保管コスト，取扱い使用コストなどが低廉である．

　バイオマテリアルとして現在使用されている材料は，金属材料，無機材料，高分子材料（合成高分子材料，生体由来材料，ハイブリッド材料）に大別できる．

2. 金属材料

　金属材料は，古くから歯科材料や整形外科材料として用いられてきたが，生体内に長期間埋め込んだときの耐食性が最も重大な問題である．

1) 金，白金

　耐食性に優れるが，高価で強度が十分ではない．身近な用途は歯のつめ物であるインレーや歯をかぶせるクラウンである．

2) ステンレス鋼

　クロムを10%以上含む鋼の総称で，SUS304，316，316L，430などがある．炭素，ニッケル，モリブデンなどの添加で力学的性質や耐食性（腐食されにくい性質，錆びにくい性質）が異なる．用途は，短期間のインプラント材，手術用鉗子，メスの刃などである．

3) コバルト・クロム合金

　コバルトを主体にしてクロムを20〜30%，モリブデンとニッケルを少量含んだ合金である．耐食性や耐磨耗性に優れるが，アレルギ作用をもたらす恐れがある．一時期，人工骨や人工関節によく用いられた．

4) チタン系材料

　純チタンは，生体適合性に優れるが耐磨耗性に問題があり，人工歯根などに用いられている．チタン合金は，アルミニウムやバナジウムを少量含めて，耐磨耗

性を向上したもので，人工骨・関節や人工弁に用いられていたが，生体適合性に疑問がもたれて他の合金の開発が進められている．

3. 無機材料

医用無機材料としては，主にカーボンとセラミクスが用いられている．

1) カーボン

カーボンは，組織適合性，抗血栓性ともに優れた材料である．特に1960年代に発見された**パイロライトカーボン**は，炭化水素ガスを$2\,000°\mathrm{F}$で加熱分解させ，ガス化したカーボンをベースの材料表面に析出被覆させたり，型に吹き込んで製作する．グラファイトの表面に被覆して研磨すると耐摩耗性と抗血栓性に優れた材料になるので，心臓のボール弁のボール，傾斜型ディスク弁や二枚弁のディスクとして用いられた．また組織適合性に優れているので，腹膜透析のチューブのコネクタなど，皮膚を貫通して用いる場合のアクセスプラグに用いられている．

2) セラミクス

セラミクスはその構成成分や表面構造により生体反応がさまざまに異なるため，その性質をうまく利用しての整形外科や歯科・口腔外科などでの利用が盛んである．アルミナ（Al_2O_3）焼結体やジルコニア（ZrO_2）焼結体は，優れた組織適合性（長期間埋植後も薄いカプセルしか形成しない）と耐摩耗性を備えるため，人工関節の摺動部に利用される．またバイオガラス（Na_2O–CaO–SiO_2–P_2O_5系）やヒドロキシアパタイト（$Ca_{10}(PO_4)_6(OH)_2$）などの生活活性セラミクスは，周囲の骨と接したときに骨と非常に近い構造と組成を有したアパタイト（燐灰石〈かいせき〉）を形成し，骨芽細胞の増殖を促進する性質をもつ．しかし強度が劣るため，強度を必要としない人工耳小骨などに用いられている．

4. 高分子材料

高分子材料はバイオマテリアルの主体である（表10.11）．

表 10.11　医用高分子材料の用途

分　野	用　途
人工臓器	人工血管，ペースメーカ，人工腎臓，人工心臓，人工肺，人工血液，人工弁など
補綴器具	人工骨・関節，人工歯根，人工歯，人工水晶体，コンタクトレンズ，義手・義足など
センサー	機械式センサー，化学センサーなど
ディスポーザブル製品	注射器，術衣，覆布，輸血・輸液バッグ，血液回路，輸液セットなど
手術用具	縫合糸，血管カテーテル，ドレーンチューブなど
創傷カバー材	テープ，包帯，人工皮膚など
接着剤	外科用接着剤，骨セメントなど
薬	マイクロ・カプセル，高分子医薬，ドラッグ・デリバリー・システムなど
臨床検査機器	試験管，薬液容器，ピペットなど

(1)　合成高分子材料

　合成高分子材料は，軽量でさまざまな形状に容易に成型・加工でき，さまざまな物理的・化学的機能を有するものある．

1) 塩化ビニル (PVC)

　塩化ビニルは，透明度が高い，成型しやすい，安価，可塑剤により柔らかさが制御できる，適当な強度をもつ，という優れた特性をもつ．数十％の可塑剤や熱安定剤などの添加物，残留モノマーなどが，血液や輸液の中に溶出する恐れがあったが，可塑剤や安定剤の選択，残留モノマーの減少などで，ある程度の安全性は確保された．そこで，医用ディスポーザブル用品（輸液・輸血バッグやチューブ，人工肺や人工腎臓の回路など）に多く用いられている（図 10.3）．

> **適用例　医用ディスポーザブル製品**
>
> 　**ディスポーザブル**とは，使い捨てできる，簡単に処分できるという意味である．医用ディスポーザブル製品は，医用高分子材料の最も大きな用途の1つである．注射筒，輸液・輸血バッグおよびセット，手術着，カテーテル，ドレーンチューブなどの多くの医療品がディスポーザブル化されている．ディスポーザブル製品は，①患者，医者，看護婦などを

用具の再使用による感染（C型肝炎ウィルスやエイズウィルスなど）から守る（C型肝炎ウィルス（HCV）陽性の患者の血液に汚染された針刺し事故を起こした場合，約1.8％の割合で保健医療従事者が感染するとの厚生労働省の報告がある），②洗浄，再滅菌などの手間が省けて人件費の節約になる，③大量生産で安価な医用品の供給が可能になるなどの理由から広く利用されている．しかしその一方で，**医療廃棄物処理**が問題になっている．医療廃棄物は廃棄物処理法上では特別管理廃棄物であり，例えば注射針は，高温で処理されて滅菌・電磁波を照射してプラスチック・ブロックに封入といった過程を経て，そのプラスチック封入状態のまま溶融して金属として再利用されたり，埋め立て廃棄処分されることになっている．しかし未処理放置や不法投棄などが根絶されない．

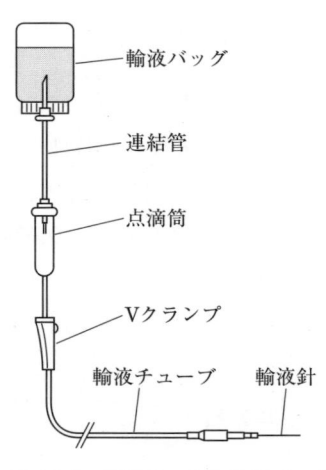

図10.3 輸液セットと輸液バッグ

2）シリコン（silicone）

シリコンは，分子量の調整や架橋構造によって，液状，ゲル状，ゴム状，樹脂状のものを容易につくることができ，種々の機能を付与することができる．また

組織適合性（化学的に不活性で安定していて周囲組織と癒着や炎症を起こさない）や抗血栓性に優れ，酸素透過性もよい．そこでディスポーザブル用品（チューブやカテーテルなど）だけでなく，体内では形成外科用インプラント（人工乳房など）や人工心臓，体外ではコンタクトレンズや膜型人工肺などに利用されている．しかし強度や靭性などの機械的性質がほかのゴム状高分子材料に比べてかなり劣り，脂質を吸着しやすいという欠点もある．

> **適用例　形成外科用材料**
>
> **形成外科用材料**とは，欠損したり変形した身体部分を補綴するための医用材料である．例えば人工乳房としては，シリコンバッグの中にシリコンゲルや生理食塩水を封入したものが用いられる．欠損した耳や鼻などを整形する顔面補綴材としては硬質のシリコンが用いられる．しかし，埋め込んだ材料の周囲に形成されるカプセル状瘢痕組織が原因となって，長期的には形状変化や移動などの問題が生じることもある．

3) ポリエステル，特にポリエチレンテレフタレート（PET，ペットボトルのペット）

ポリエステル製の人工血管のほとんどは，デュポン社のポリエステル繊維である**ダクロン**を使っている．ダクロン製の人工血管は，織布状，編物状，ベルア状のいずれかの構造をとり，屈曲防止のために蛇腹状に加工されている．おもに心臓から腹大動脈か股大動脈までの直径 ϕ 10 mm 以上の大口径動脈の置換やバイパスに用いられ，小さい口径の動脈や静脈への成績は低い．ダクロンを用いた人工血管を体内に移植すると，移植後の比較的早い時期に，血管内側から血液成分が，外側から線維芽細胞を含む線維組織がダクロン糸などの間に侵潤・侵入し，次第に材料を包み込んで偽内膜で覆ってしまう．すなわち，血栓を積極的に作成して材料をカプセルで包んで生体化している．

4) テフロンあるいはポリテトラフルオロエチレン (PTFE)

多孔質テフロン ePTFE を用いた人工血管は，抗血栓性や組織適合性に優れているため，大腿動脈近辺の中口径動脈の再建に利用される．しかし直径 ϕ 6 mm 以下での成績は良くない．

（2）生体由来材料

生体由来材料は，本来，生体内にある材料であるが，材料自体の調製，免疫反応の抑制，機械的性質の改善などのために，化学処理して利用される材料である．もともと生体内にある物質であるため，異物と認識されにくいので，生体適合性に優れるとされる．

1) コラーゲン

コラーゲンは，皮膚，血管，軟骨，腱・靱帯，骨などのいわゆる結合組織を構成するタンパク質として，また他の臓器にも細胞間のマトリクス（細胞外基質）として，生体内に多量に存在する（線維状）タンパク質である．コラーゲンを豊富に含む生体の器官や組織をそのままの形で用いる例として，ヒトの臍帯静脈を代用血管として利用するもの，ブタ心臓弁やウシ心嚢膜を代用弁として利用するものがある．

2) ゼラチン

ゼラチンは，コラーゲン（水に不溶性）を酸またはアルカリで前処理してから，熱加水分解して可溶化したものである．食品や画材に用いられることがよく知られているが，医薬品関係では，飲み薬の被覆や結合，湿布薬に用いられたり，合成材料と組み合わせてハイブリッド化して利用される．

3) キチン

キチンは直鎖型で含窒素の多糖であり，カニ・エビなどの甲殻類の殻，昆虫の甲皮，イカなどの軟体動物の殻や骨などに含まれる天然資源である．これを化学処理することで，抗血栓材料にも血液凝固材料にもなる．また微粉末から，線維や膜などに容易に成形・加工でき，分解吸収性縫合糸，人工皮膚，止血剤，透析膜などへの利用が期待されている．

4) セルロース

セルロースは，植物細胞の細胞壁および繊維の主成分である天然の炭水化物（多糖類）である．これを処理して得られる酢酸セルロースや再生セルロースは，化学的に安定かつ安全，生体適合性と機械的性質に優れている．側鎖の化学構造を変えることでさまざまな機能を得ることができるので，血液透析や血漿分離のための膜として利用される．

5) 絹（きぬ）

絹は蚕の繭からとった天然の繊維である．生糸を精錬してつくる絹の編糸は，手術用縫合糸としてよく用いられていた．しかし生体適合性と生体内における強度保持に劣るため，合成高分子材料のものに置き換えられている．

適用例　血液浄化用材料

腎臓の基本的な機能単位を**ネフロン**と呼ぶ．ネフロンは，糸球体（血液のろ過）とそれを包むボーマン嚢からなる腎小体と，尿細管とからなる．ここでは老廃物の排泄と水電解質代謝の調節を行っている．この機能に疾患がある慢性腎臓病患者には，**人工透析**が行われる．血液と透析液の間で，膜を介する拡散により，尿素やクレアチニンなどの有害物質を除去するとともに，電解質やアミノ酸を補充するのである．日本の透析患者は，2003年で23.7万人（腹膜透析を含む）であり，毎年8 000〜1万人ずつ増加している．慢性透析患者は週2〜3回（1回4〜6時間）ベッドに拘束されることになる．これは，血漿タンパク質や血栓の付着により膜の機能を長時間維持できないので埋込み型にできないからである．人工透析では，再生セルロース，酢酸セルロース，ポリメチルメタクリレート，エチレンビニルアルコール共重合体などでつくった中空糸（例えば内径 $\phi 200\ \mu m$，厚 $7\sim 35\ \mu m$，長 $200\sim 250\ mm$）の1万本前後をケースに収納したカートリッジを使い捨てで利用する（図10.4）．しかし透析器は老廃物や水分の除去の機能のみで，血圧調整や

ホルモン分泌の機能はなく，腎臓の機能を完全に代替するものではない．

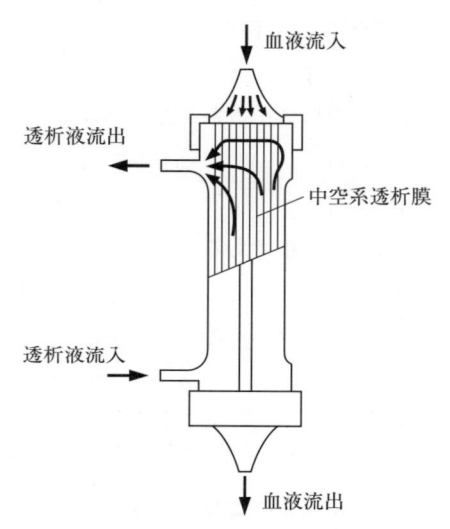

図 10.4　中空糸型透析器の模式図

（3）ハイブリッド材料

　生体組織や細胞と，合成材料を組み合わせたり，複合化したりする**ハイブリッド化技術**の開発が盛んになっている．生体組織や細胞の機能を利用して，合成材料の膜を介することによる免疫反応を避けたり，合成材料で力学的に補強しようとするものである．抗血栓性や生体適合性などを得るために，合成高分子材料を生体由来材料で表面装飾することを，**バイオライゼーション技術**と呼ぶ．例えば，食塩粒子鋳込み法で作成した凹凸状のゴム表面に，ゼラチンを投錨効果で付着させ，グルタルアルデヒドで架橋を施して，ゼラチンの機械的性質の改善と免疫反応の抑制を図るものがある．またコラーゲンを培地として，自己の皮膚の細胞を培養し増殖させて，皮膚と同等の組織を体外でつくる人工皮膚の商品化も始まっている（表 10.12）．

表 10.12　ハイブリッド材料の適用例

組織・器官	生体成分	合成材料
皮膚	コラーゲンのみ，あるいは培養上皮細胞＋コラーゲン	ナイロン布＋シリコン膜，シリコン膜
気管，胸壁	コラーゲン	ポリウレタンメッシュ，ポリエチレンメッシュ
血管	培養上皮細胞（＋コラーゲン），あるいはコラーゲンのみ	ポリエステル布，多孔質ポリウレタン，延伸加工テフロン管
膵臓	ランゲルハンス島（膵臓内でホルモン＝インスリンを産生する内分泌機能）	アルギン酸＋ポリリジン，ポリビニルアルコールカプセル
肝臓	培養肝細胞	ポリメチルメタクリレート中空糸膜
心臓	ゼラチン	ポリオレフィン膜，チタン焼結金属
靱帯	腱・靱帯	ポリエステル布，ポリプロピレンメッシュ

◆課題

　バイオマテリアルにおける医用機能性や生体適合性などの要件をまとめてみよう．さらに，最近の研究開発状況を，学会誌，論文誌，専門誌などを参照して調べ，その概要をまとめるとともに，それに対する自分の考えを記述してみよう．

第11章
心　臓

11.1　心臓の基本

1.　心臓の構造

　心臓は，全身に血液を循環させるポンプである．脊椎動物の心臓は，心房と心室からなる．**心房**は，静脈から血液が集まる薄い袋状の部分で，拍出する血液を貯めておくポンプの前室になっている．**心室**は，前後に弁を有するポンプの本体であり，弛緩時に心房から流入した血液を収縮によって動脈に拍出する．
1）一心房一心室
　魚類に見られる構造である．一対の心房と心室から静脈血（酸素に乏しい血液）がエラへ送られ，エラからそのまま全身を循環して心臓へ戻ってくる．
2）二心房一心室
　両生類や爬虫類に見られる構造である．全身から戻ってきた静脈血と肺から戻ってきた動脈血（酸素に富んだ血液）が別々の心房を通じて1つの心室に入り，混合したうえで肺・全身に送り出される．
3）二心房二心室
　哺乳類や鳥類に見られる構造である．動脈血を全身に駆出する**左心系**と静脈血を肺に駆出する**右心系**が完全に分離されている．右心系（右心房＋右心室）は，全身から戻ってきた低酸素・高二酸化炭素の血液をガス交換のために肺に送る．左心系（左心房＋左心室）は，肺で二酸化炭素が排出され酸素が摂取された血液

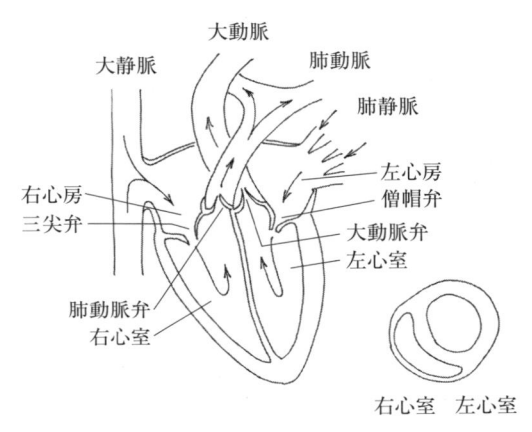

図 11.1 ヒトの心臓

を全身に送る.

ヒトの心臓は,左右の肺に挟まれて,横隔膜の上方やや斜めに位置している(図 11.1).大きさはほぼそのヒトのこぶし大で,重さは成人で 200〜300 g(男性：約 280 g,女性：約 230 g)である.

2. 心　室

血液循環回路中に 2 つのポンプが直列に接続されているので,左心系と右心系の血液拍出流量の平均値はほぼ等しい.しかし,左心室と右心室の仕事量には大きな違いがある.**右心室**は,内圧 15〜20 mmHg（2.0〜2.7 kPa）の肺動脈に血液を拍出するので,壁が薄く左心室の側面に張り付いた三日月型をしていて,小さな変形で多くの血液を拍出するのに適した構造になっている.**左心室**は,内圧 80〜120 mmHg（10.6〜16.0 kPa）の大動脈に血液を拍出するので,壁が厚くて形状は球形に近く,高い圧力に抗して血液を駆出するのに適した構造になっている.肺循環を担う右心室に比べて,体循環を担う左心室は,その筋層が約 3 倍の厚みをもっている.

3. 弁

心臓は，血液の逆流を防止するために4つの弁があり，心室の入口弁（房室弁）と出口弁（半月弁）に分類できる（図11.2）．

1) 房室弁

三尖弁（右心室）と**僧帽弁**（左心室）であり，それぞれ3枚および2枚の**弁葉**（膜状の部分）で構成される．**腱索**と**乳頭筋**で弁葉の自由端を心室壁につないでいる．心室が収縮して血液を吐出するとき，弁が翻転して血液の逆流を防ぐ．

2) 半月弁

肺動脈弁（右心室）と**大動脈弁**（左心室）であり，それぞれ3枚の半月型の**弁尖**で構成される．心室からの拍出が終わると，ポケットが膨らむように3枚の弁尖が弁口中央部で合わさり，逆流を防ぐ．

いずれの弁も，開放時には，弁葉・弁尖の付け根である**弁輪**の内径も拡大することで，開口部面積が拡大して流路抵抗が小さくなる．そして閉鎖が迅速なので逆流は微量である．

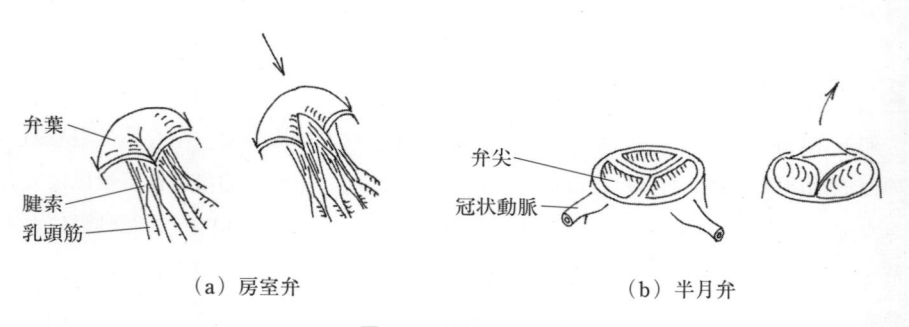

(a) 房室弁 (b) 半月弁

図11.2　ヒトの心臓弁

4. 冠動脈（冠状動脈）

冠動脈は，心臓に酸素や栄養分を供給する直径 $\phi 2 \sim 4$ mm 程度の動脈である．肺循環で酸素を受け取ってきた血液が心臓から送り出された直後，すなわち

上行大動脈の起始部から，**右冠動脈**と左冠動脈の2本に枝分かれして，心臓壁を取り巻くように冠状に分布している．また左冠動脈が**左前下行枝**と**左回旋枝**に分岐するまでを左冠動脈主幹部という．臨床では冠動脈は3本（左前下行枝，左回旋枝，右冠動脈）として扱われ，左前下行枝が最も重要な血管である．

虚血性心疾患とは，冠動脈の狭窄（きょうさく）や閉塞（へいそく）により，心臓の筋肉への血液の供給が減ることや途絶えることによる狭心症と心筋梗塞を指す．**狭心症**は，血液が不足しているために筋肉の細胞が酸素・栄養不足になっているものの，なんとか筋肉の細胞が生き長らえている状態である．**心筋梗塞**は，筋肉への血液供給が不足するために筋肉が壊死してしまう状態をいう．

5. 刺激伝導系

刺激伝導系は，洞結節で発生した心拍のリズムを心臓全体の心筋に伝え，有効な拍動を行わせるための構造である（図11.3）．右心房にある**洞結節**（洞房結節）が刺激伝導系の開始点である．この洞結節は，外部から刺激を受けなくても一定時間ごとに繰り返し電気信号を発生し，これが心臓の脈の速さを決めている．洞結節で発生した電気信号は，心房の筋肉を伝わって**房室結節**に達する．こ

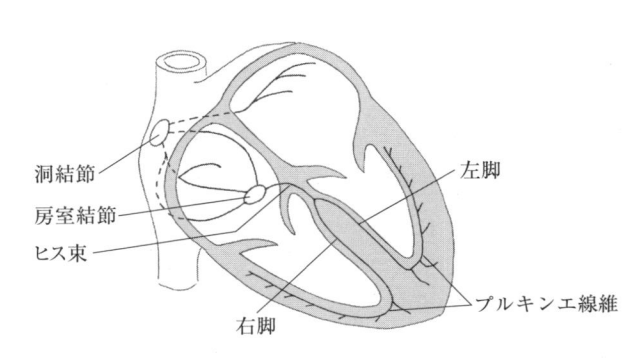

図 11.3 刺激伝達系

のとき，心房の筋肉が収縮し，心房の中にたまっていた血液が心室へ送られる．電気信号を受け取った房室結節は，わずかな時間だけ待ってから，心室へと向かう**ヒス束**へ信号を伝達する．こうして信号の伝達時間を少し遅らせることで，心房が収縮しきる前に心室が収縮し始めてしまうことを防いでいる．伝導系はヒス束から**左脚**と**右脚**の2つに分かれ，さらに細かく枝分かれ（**プルキンエ線維**）して，心室の筋肉全体に電気信号を伝える．こうして心室の筋肉が収縮し，心室の中にたまっていた血液は心臓から全身へと送り出される．

　心筋は，骨格筋と異なり強縮を起こさないので，一定時間後に必ず弛緩する．収縮頻度（心拍数）は，正常な場合には洞結節の興奮頻度と一致しており，心拍数の変化は洞結節の興奮頻度が脳からの指令により変化することで生じる．

6. 心電図と心音図（図11.4）

　心電図（ECG）は，心臓における活動電位の時間変化をグラフに記録したものである．心電図には，心臓の拍動とともに，かなり規則正しいP，Q，R，S，Tという波形が見られる．P波は心房の興奮，QRは房室間の興奮伝導時間，QRSは心室内興奮の伝播期，STは心室内の興奮持続，T波は心室収縮の終了を示す．QRS，ST，Tを総称して**心室群**という．P-PあるいはR-Rは**心周期**にあたる．

　心音図（PCG）は，心臓の拍動ごとに発生する聴域の音の高低，強弱，時間を記録したものである．第Ⅰ音は「ズー」という低くやや長い40〜80 Hzの音で，心室の収縮期の始めにあたり，房室弁の閉鎖と動脈弁（半月弁）の開放で生じる．第Ⅱ音は「トン」というやや高く短い60〜120 Hzの音で，心室の弛緩期の始めにあたり，動脈弁（半月弁）の閉鎖で生じる．

7. 心電図検査

　心電図検査では，心電図の乱れから病気の兆候などを読み取る．不整脈，狭心症，心筋梗塞の診断に必須の検査方法である．心電図のマッピングは，胸壁より多数の心電図を同時に採取し，コンピュータで各瞬間における電位の分布を映像

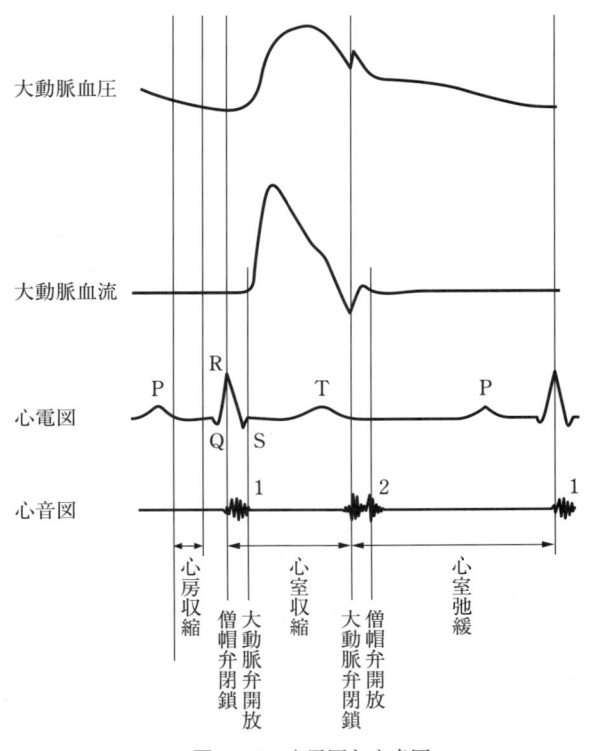

図 11.4　心電図と心音図

化することである．いま注目を集めているテーマは心電図逆問題と呼ばれ，体表面で記録した波形から心筋興奮の発生源と伝播の時間変化を映像化する試みである．

1) 不整脈（心臓のリズムの異常）の有無

　徐脈は脈が遅く脈拍数が毎分 50 回未満になることで，頭がボーッとして目の前が暗くなり，失神するなどの症状を呈する．**頻脈**は脈が速く脈拍数が毎分 100 回以上になることで，どきどきが続いて胸が痛くなるなどの症状を呈する．**期外収縮**は脈拍のリズムが不規則になることで，瞬間的に脈が飛ぶ・抜ける，瞬間的にドキッとするなどの症状を呈する．

2）虚血性心疾患（狭心症，心筋梗塞）の有無

　虚血とは，心臓の筋肉への血液の供給が減ることや途絶えることであり，胸全体などで，締めつけられるような，抑えつけられるような，重苦しいといった漠然とした痛みを，狭心症では数分から 10 分くらい，心筋梗塞では数時間感じる．

3）心肥大の有無

　正常な人は握りこぶし程度の大きさだが，**心肥大**ではその 2 倍程度の大きさになる．心臓壁肥厚による肥大は，高血圧症，大動脈弁・肺動脈弁狭窄症により起こる．スポーツ選手にみられる**スポーツ心臓**は，心拍出量を増加して心臓の機能を補強するために適応性心肥大をきたしたものと考えられる．一方，内腔の拡張は大動脈弁や肺動脈弁の閉鎖不全症にみられ，内腔の容積が増すための変化である．突発性心筋症では心筋そのものの異常から肥大や拡張が起こる．そのほかにも，甲状腺機能亢進症あるいは低下症，脚気，筋ジストロフィ，脊髄変性症などに伴う心筋異常が原因となる．

4）心臓病の有無

　心臓病は，心臓の疾患の総称であり**心疾患**とも呼ばれる．心不全，心臓弁膜症，先天性心疾患など，全身へ血液を送るポンプの働きをするうえで重篤な症状を起こすものも多い．

　心臓の働きは全身のエネルギー消費や生活リズムなどとともに変化するため，できるだけさまざまな条件のもとで心電図を記録することが臨床上有効である．

1）安静時心電図

　落ち着いた状態で臥床して記録する心電図．

2）運動負荷心電図

　運動することで心臓に負荷を与え，その直後の心電図を記録する検査．運動負荷による不整脈の変化を観察したり，虚血性心疾患の診断に有用である．ベルト上を歩く**トレッドミル運動負荷**心電図検査，自転車を漕ぐ自転車**エルゴメータ運動負荷**心電図検査，階段昇降する**マスター運動負荷**心電図検査などがある．

3) ホルター心電図

時折しか出現しない不整脈を捉えるため，携帯式の心電計を24時間装着して記録する．あとで心電図をコンピュータで処理して，心拍数と心拍リズムを解析する．

11.2　工学的な解析

1.　心臓の機能特性

1) ポンプ特性

　一般にポンプの特性は入り口圧・出口圧と吐出量の関係で表される．心臓では，入り口圧は収縮開始時に心筋に作用する負荷であり**前負荷**と呼び，出口圧は心筋の収縮中にかかる負荷とみなして**後負荷**と呼ぶ．そこで心臓のポンプ特性は，前負荷・後負荷と拍出量の関係で考えられる．**1回心拍出量**（SV）は，心室の容積の最大値（**拡張末期容積**：EDV）と最小値（**収縮末期容積**：ESV）の差である．EDVは心室の伸展性と心室流入圧（心房圧すなわち前負荷）とのバランスで決まり，ESVは心室流出圧（大動脈圧すなわち後負荷）と心室の収縮性とのバランスで決まる．成人男性の場合のSVは70 ml程度になる（心室拡張末期血液量は約120 mlであり，心室内の心室収縮末期血液量が50 ml残存する．これを**駆出率**と呼び，約60%と半分近くが心室内に残ることになる）．**心拍数**（HR）は毎分拍動数であり，成人男性の場合には毎分70回程度である．したがって，**毎分拍出量**（CO）は，$CO = SV \times HR = (EDV - ESV) \times HR$となる．しかし，心臓のポンプ特性を決定する因子はほかにも多くあり，また互いに影響を受け合っているため，体内での心臓のポンプ特性を定量的に把握することは非常にむずかしい．

　ヒトの安静時の毎分拍出量は毎分5.5 l程度（毎日8 t）であり，これは家庭用上水道の蛇口から出る流量に匹敵するといわれている．また運動時には，毎分拍出量が4～5倍，毎分拍動数が2～3倍，1回拍出量も増加して，トレーニング

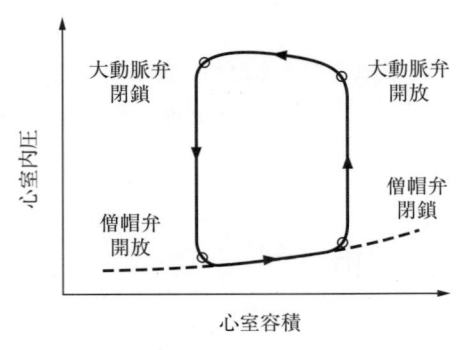

図11.5 心室の内圧-容積曲線

を積んだスポーツ選手では安静時に対して5倍以上の流量を拍出できる．一心周期における心室の内圧と容積の関係をプロットすると，閉じた曲線が得られる（図11.5）．この曲線で囲まれる面積が，心室の心周期当たりの仕事量に相当する．

2) スターリングの法則

心室の拡張末期容積が増大すると（心室筋が引き伸ばされると）心臓の収縮力が増大して心拍出量も増大するという原則を**スターリングの（心臓）法則**と呼ぶ．これは，心筋線維がより長く引き伸ばされるほど，それに応じた大きな収縮力を示すため，心臓に入る血液量が多くて弛緩期の心筋が強く引き伸ばされると，それだけ心筋の収縮力も大きくなるためである．心拍数を増やすことなく拍出量を多くできることになる．1回心拍出量を支配しているのは大動脈圧ではなく，大静脈圧であることを表しているともいえ，**前負荷効果**とも呼ばれる．実際に**心室機能曲線**（平均左心房圧に対する1回左心室仕事量の関係）を計測してみると，心室の仕事量は心房圧の変化にきわめて敏感であることが定量的にわかる．

3) エネルギー効率

心臓で消費されるエネルギーは，心筋の酸素消費量で求めることができる．酸素1mlは約18Jのエネルギーを生産するので，心筋酸素消費量は，（冠動脈と冠

静脈の血液中の酸素含有量の差）×冠血流量× 18 J/ml と算出できる．心臓の仕事量は，簡単には（平均大動脈圧 − 平均心房圧）×心拍出量，厳密には心室の内圧 − 容積曲線に囲まれる面積で求めることができる．体重 60 kg のヒトの仕事量は，安静時 1 W 程度，最大運動時 10 W 程度であり，そのときの心筋酸素消費量は毎分 20 ～ 200 ml，エネルギー換算で 6 ～ 60 W となるので，エネルギー効率は 10 ～ 20％程度だと考えられる．

2. 心筋の力学

　心筋は，骨格筋と同様に横紋筋であるが，不随意筋である．連続的電気刺激に対しても強縮（最大収縮力発生）ではなく単収縮する．単収縮するときの発生張力は，刺激頻度に応じて変化する．筋線維がすべて同じ方向に走行する房室弁の乳頭筋などを試料として，力学特性の研究が進められている．**能動的収縮**（等尺性張力）には，骨格筋と同様に筋長依存性があり，最大となる心筋長 L_{max} 以外では発生張力が急激に減少する．**受動的張力**（無刺激状態）としては，L/L_{max} が 1 以下の領域でも正の張力があり，並列弾性要素による影響を無視できないことが骨格筋と大きく異なる．

3. 計算生体力学

　細胞内の各種イオン電流や収縮タンパク質の挙動を表す生理学モデルから出発し，内部微小器官もモデル化された「数値細胞」の運動を経て，心筋組織の収縮・弛緩，心臓の拍動と血液の拍出，さらには血圧・心電図までを一貫して再現する**マルチスケール・マルチフィジックス・シミュレータ**の研究開発が進められている．計算科学における新たな理論開発と計算機科学による高速化・並列化のための実装とを組み合わせることで，実際の不整脈や心筋梗塞の診断・治療さらには創薬への適用を図る研究プロジェクトである（東京大学，九州大学，国立循環器病センターなど）．具体的には①マクロ構成則に基づく心臓シミュレータの高度化と検証，②マルチスケール解析のためのミクロモデル開発と数値的検討，③数値細胞モデルのための心筋細胞力学計測実験，④各種反復ソルバーの開発と

理論的検討，⑤心筋マクロモデルの高度化と検証実験の項目で実施されている．①では，電気生理現象を表す細胞モデル，興奮収縮連関のモデル，心筋構成則モデル，心臓弁のモデル化までを考慮した有限要素モデルを統合し，流体構造連成問題を解析して生理学的に妥当な圧・容積関係を維持して拍動できる両心室心臓シミュレータを開発している．②では，実験計測結果をベースにした有限要素法による数値心筋細胞モデルを開発し，それに基づくミクロレベルからの現象を積み上げてマクロレベルでの現象である心臓からの血液拍出までを実現しようとしている．③では，ミクロからマクロまでの電気機械現象を統一的に理解するために心筋細胞の正確な定量的データを計測している．④では，流体構造連成問題に関して，体循環系を結合した心筋・血流を安定に解析するための離散化手法や並列前処理手法を開発している．⑤では，電気的興奮と機械的収縮の双方向現象に対して医学的・生理学的に信頼性の高い心臓シミュレータを構築するために，機械的活動が電気的活動に及ぼす作用（MEF）を導入した心筋細胞モデルを開発している．京都大学などでも同様のプロジェクトが実施されている．

◆課題

　心臓に関する工学研究を学会誌，論文誌，専門誌などを参照して調べて1つ取り上げ，その概要をまとめるとともに，それに対する自分の考えを記述してみよう．

第 12 章
ヒトの死と脳死臓器移植

12.1　死とは

1. ヒトの死

　ヒトの死とはなんだろうか？　いつの時点をいうのだろう？　まずは自分なりに①客観的な事実（死の定義など）と②主観的な考え（個人的な経験に基づく死に対する考え）をまとめてみよう．

　還暦は，干支（十干十二支）が一巡し，起算点となった年の干支に再び戻ること，またその年をいう．日本における還暦の祝いでは，赤色の頭巾やちゃんちゃんこなどを贈る．かつては魔除けの意味で産着に赤色が使われていたため，再び生まれたときに帰るという意味でこの習慣がある．長い間，ヒトの寿命は60歳より短く，還暦まで生きるヒトは少なかったことによるものだと思われる．現在では還暦になった時点で一生を終えたと思うヒトはほとんどいないであろうが，還暦を機会にして現役を引退して隠居生活するとか，満60歳で定年退職するという習慣はある．

　生命活動が不可逆的に止まる死ということでは，植物状態，脳死，心臓死，全細胞死（器質死）などが考えられるが，いずれにしても個体の死は，連続的なプロセスであり，ある時点で生死を分けることはむずかしい．

2. ヒトの脳

　体の組織や器官は互いに協調し調和をとりながら生命活動を維持している．そのために体内や体外の環境変化やストレスなどに対応して安定した状態（恒常性）を保つ調節器官が，神経系と内分泌系である．**神経系**による調節は，主に自律神経の働きにより統御調節され，その作用は一時的だが，比較的速やかになされる．**内分泌系**による調節は，さまざまな化学物質（ホルモン）が血液やリンパ液の中に入り，全身を巡って遠隔の臓器にまで作用し，ゆるやかに持続的になされる．

　神経系は，中枢神経と末梢神経に分けられる．**中枢神経**は脳と脊髄からなり，**末梢神経**は中枢と体の末梢を連結する体性神経（脳神経と延髄神経）や自律神経（交感神経と副交感神経）からなる．中枢神経は，全身のさまざまな部位から送られてきた情報を受け取り，判断し，その対応を指令する．この判断や指令には，生後の学習により後天的に獲得した記憶，経験，知識に基づくもの（主に大脳皮質が行う脳の**高次神経機能**といわれるもの）と，生まれつきもっている無意識的，本能的なもの（脳幹や延髄で行われる**自律神経機能**といわれるもの）との2種類がある．

　脳は，大脳・小脳・脳幹に大きく分けることができる．大脳は終脳を指し，脳幹は間脳・中脳・橋・延髄で構成される（図12.1）．

1）大脳

　大脳皮質は，大脳辺縁系と新皮質に区別される．**大脳辺縁系**は古い皮質（下等動物ではここがよく発達している）であり，ヒトと動物に共通した機能，すなわち個体維持（食欲）や種族保存（性欲）に関係し，本能に基づく怒りや恐怖などの情動行動や自律機能に関与している．**新皮質**は動物が高等になるに従って出現する新しい皮質であり，記憶，知能，精神作用などの高次神経機能を営む．

2）小脳

　小脳は，運動機能を調整し，平衡・筋緊張・随意筋運動の調節を行っている．具体的には，筋・腱・関節からの深部感覚，内耳からの平衡感覚，大脳皮質・大

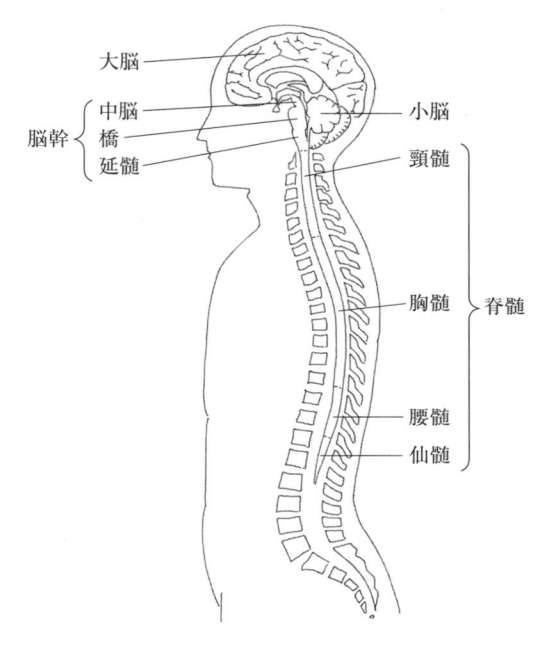

図 12.1 ヒトの脳・脊髄

脳核・錐体外路系のオリーブ核などからの線維を受けて，運動の強さ，力の入れ具合，バランスなどを計算する．この結果が大脳の運動野に伝えられたり，脳幹や脊髄を介して全身の筋肉に伝達される．

3) 脳幹

脳幹は，脳神経の発着場であり，呼吸や循環などの生命活動の基本的な営みを支配するとともに，知覚情報を大脳皮質に中継したり，末梢に向かう運動神経を中継する．特に間脳の**視床下部**は，自律機能の調節を行う総合中枢である．交感神経機能，副交感神経機能，内分泌機能を全体として総合的に調節しており，体温調節中枢，下垂体ホルモンの調節中枢などもある．さらに摂食行動，飲水行動，性行動などの本能行動の中枢や，怒り・不安などの情動行動の中枢でもある．また**延髄**は，呼吸・循環をはじめとして，咀嚼，嚥下，嘔吐，発声などの生

命活動の基本的な働きを制御する部分である．

3. 植物状態，脳死，心臓死（表 12.1）

1) 植物状態

植物状態とは，脳になんらかの重い障害を受け，昏睡（意識を失う）し，外界からの刺激にまったく反応しない状態に陥ったあと，呼吸活動や眼の対光反射などは戻ったものの，外部との意思の疎通が，まったくあるいはほとんどできない状態が続くことである．一般的には，脳の広範囲が活動できない状態にあるが，辛うじて生命維持に必要な脳幹は生きている状態であり，まれに回復することがある．日本脳神経外科学会による定義（1976 年）によれば，①自力移動が不可能である，②自力摂食が不可能である，③糞・尿失禁がある，④声を出しても意味のある発語がまったく不可能である，⑤簡単な命令には辛うじて応じることもできるが意思疎通はほとんど不可能である，⑥眼球は動いていても認識することはできない，という以上 6 項目が，治療にもかかわらず 3 ヶ月以上続いた場合だとされている．

2) 脳死

脳死とは，呼吸・循環機能の調節や意識の伝達など，生きていくために必要な働きを司る脳幹を含む脳全体の機能が失われた状態を指す．日本の臓器移植法では，臓器を提供する意思がある場合に限って，脳死をヒトの死だとしている．

（社）日本臓器移植ネットワークによれば，事故や脳卒中などが原因で脳幹が機能しなくなると二度と元に戻らず，薬剤や人工呼吸器などによりしばらくは心臓を動かし続けることもできるが，やがて（多くは数日以内）心臓も停止する（心臓死）．植物状態は脳幹の機能が残っていて自ら呼吸できる場合が多く回復する可能性もあるのに対して，脳死は根本的にまったく異なるものだといわれる．

3) 心臓死

心臓死は，心臓が自発的な鼓動を止めてしまった状態である．これまでの多くの人たちにとって，死は**三徴候死**（心拍停止，自発呼吸停止，対光反射消失・瞳孔散大）として受け入れられてきた．心臓が停止したのちも髪の毛や爪が伸びる

が，しばらくすると**死後硬直**（筋が硬化する現象）が起き，体温が低下し，**死斑**（血液の循環が止まるために沈下した血液の色調が皮膚の表面に認められて痣のようになった状態）が出て，**死臭**が漂い始めて個体として崩壊していく．心停止後に臓器を体内でそのままにしておいた場合に，それぞれの臓器が機能を維持できる時間は，脳が5〜10分，心臓・肺・肝などが15分前後，腎臓は30〜60分だといわれている．

表 12.1 「脳死」と「植物状態」の違い

	機能喪失部分	機能残存部分
①脳幹死	脳幹	大脳，小脳
②全脳死	大脳，小脳，脳幹	なし
③植物状態の一例	大脳	小脳，脳幹

12.2 脳死と脳死臓器移植

1. 蘇生限界

蘇生とは，死亡あるいは死亡に近い状態になったヒトが一命を取り止めることである．例えば自発的な呼吸や心臓の拍動が停止したヒトに対して人工呼吸や心臓マッサージを行うが，それらの方法をまとめて心肺蘇生法という．脳卒中，脳梗塞，交通事故での頭部外傷などにより，脳に激しい損傷を受けた場合には，脳の障害度は時間の経過とともに進行していく．さまざまな処置や手術などで治療した結果として回復することもあるが，脳障害の進行を食い止めても植物状態になることもあるし，蘇生できる限界を超えて二度と元に戻れない脳死状態になってしまうこともある．**脳低体温療法**は，脳死になってしまった患者を蘇生する方法ではなく，脳が蘇生限界点に到達するまでに，脳死に陥るのを防ぐ治療の1つである．そこで現在の日本では，脳死状態にあると判断された場合に，患者の家族には次の選択肢がある．

●積極的治療　　　心臓停止まで人工呼吸器でのケアや薬剤の追加などを繰

- ● 消極的治療　　　新たな治療を追加せずに心臓停止まで同じケアを続ける.
- ● 治療の中断　　　昇圧剤や人工呼吸器などを中止する(脳死の場合にはまもなく心臓が停止する).
- ● 臓器提供の承諾　心停止後あるいは脳死後に臓器を提供する.

2. 脳死判定

患者に脳死の疑いがあり,医師が脳死と診断したときに,①脳死の判定に従う意思と臓器を提供する意思を示した患者のカードや遺書が見つかり,②家族も脳死判定と脳死提供を承諾した場合に限って,脳死判定が行われる.臓器提供を前提とした脳死判定は,次の項目と方法で実施される(表12.2,図12.2).

表12.2　脳死判定の判定項目と検査方法

判定項目	検査方法
深い昏睡	顔面へ疼痛刺激(ピン刺激か,まゆげ下を強く押す)
瞳孔の散大と固定	瞳孔に光を当てて観察
脳幹反射の消失	のどの刺激(気管内チューブにカテーテル挿入) → 咽頭反射・催吐反射(咽頭の後ろの壁を刺激すると吐き出すような運動) 角膜を綿で刺激 → 角膜反射(角膜を刺激すると目をつむる) 耳の中に冷たい水を入れる → 前庭反射(耳の孔に冷水の注入で眼球が動く) 瞳孔に光を当てる → 対光反射(網膜に光が入ると刺激が視神経を経て動眼神経核から瞳孔括約筋に達して瞳孔径が収縮する) のどの奥を刺激する → 咳反射(気管の中を刺激すると咳が起こる) 顔を左右に振る → 眼球頭反射(頭を急に左右に回すと眼球が頭の運動方向と逆の方に片寄る) 痛みを与える → 毛様脊髄反射(首に刺激を与えると両眼の眼の瞳孔が広がる)
平坦な脳波	脳波検出(電気的に最も精度高く測定しても)
自発呼吸の停止	無呼吸テスト(人工呼吸器を外して一定時間経過観察)
6時間以上(2回目)	上記5種類の検査　→状態変化せず不可逆的か
備考	必要な知識と経験をもつ移植に無関係な2人以上の医師が実施

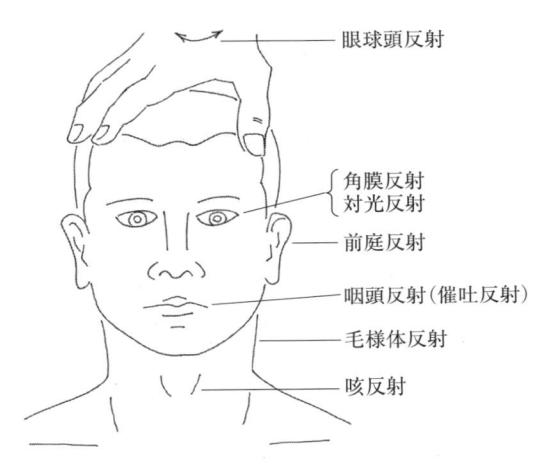

図 12.2　脳死判定におけるさまざまな検査内容

3. 臓器移植

移植とは，提供者（**ドナー**）から受給者（**レシピエント**）に移植片（**グラフト**，組織や臓器）を移し植えることである．移植には，**自家移植**（自己の組織を自己のほかの場所に移し植えること）と**他家移植**（自己以外の組織を移し植えること）がある．さらに他家移植には，**人工移植**（人工組織・臓器を用いる），**異種移植**（ヒト以外の組織・臓器を用いる），**同種移植**（ヒトの組織・臓器を用いる）がある．現在さまざまな人工組織・臓器の開発が進められているが，臨床応用に成功しているものはまだまだ少ない．また異種移植にはウィルス感染などの問題が多い．そこで同種移植が望まれるのである．同種移植には，**生体移植**，**心臓死体移植**，**脳死体移植**がある．

- ●生体移植　　　生きている健康なヒトからの移植．生体腎移植，生体肝移植，生体肺移植などがあり，（絶えず再生される）骨髄移植や輸血なども含めることができる．
- ●心臓死体移植　　心臓が停止して"完全に死んだ"とされるヒトからの移

植，腎臓移植や角膜組織移植などがある．ただし移植の準備は，提供者がまだ生きているうちから進められることが多い．

- ●脳死体移植　　脳死状態に陥ったヒトからの臓器の摘出と移植．人工呼吸器によって脳死状態がもたらされたことからなされるようになった．

献体は，医学・歯学の大学で行われる人体解剖学実習の教材として，自分の遺体を無条件，無報酬で提供する篤志(とくし)行為のことである．一般に献体と移植用臓器（眼や腎臓）の提供とは両立できない．

4. 日本の脳死臓器移植

臓器の移植に関する法律（いわゆる**臓器移植法**）は，1997年10月16日より施行された．心臓停止後の腎臓（79年～）と角膜の移植に加えて，脳死からの心臓，肝臓，肺，腎臓，膵臓，小腸などの移植が法律上可能となった．しかし，そのためには本人の書面による生前の意思表示と家族の承諾が必要だと定められた．またその第六条では「移植術に使用されるための臓器を，死体（脳死したものの身体を含む）から摘出することができる」として，脳死臓器移植を行う場合に限って，脳死をヒトの死と定めた．

臓器移植において，摘出されてから移植して血管を縫合して血流を再開するまでに，臓器にとっては血がこない時間（阻血時間）がある．許容阻血時間は摘出前の身体状態などの条件により大きく異なるが，保存方法や保存液の工夫により，心臓が4時間，肺が8時間，肝臓が12～24時間程度であるに対して，腎臓は条件がよければ72時間だといわれている．脳死下でなく心停止後でも移植成績がよいので，腎移植は件数が多い．臓器を摘出できる施設は450以上（大学病院，日本救急医学会指導医指定施設，日本脳神経外科学会専門医訓練施設，救命救急センターとして認定された施設）あり，また移植施設（2007年7月現在）の数は，心臓7，肺9，肝臓13，膵臓14，小腸9，腎臓177である．

臓器移植法施行後に，脳死下での臓器提供が行われたのは，2006年末までに

50例である(表12.3).これは亡くなった方が臓器提供意思表示カード(シール)を所持していることがわかった件数の合計1204件に対して4%程度になっている(表12.4)((社)日本臓器移植ネットワークの資料による).

表12.3 提供件数と移植件数の推移

年	2002	2003	2004	2005	2006
提供数	65	78	95	91	112
脳死下	6	3	5	9	10
心停止後	59	75	90	82	102
移植件数	143	142	190	182	227
心臓	5	0	5	7	10
肺	4	2	4	5	6
肝臓	7	2	3	4	5
膵臓	3	2	5	6	9
(うち膵腎同時)	(2)	(1)	(5)	(5)	(8)
腎臓	124	136	173	160	197
(うち脳死下)	(10)	(4)	(6)	(18)	(16)
小腸	0	0	0	0	0

表12.4 臓器提供意思表示カード(シール)による情報とその結果

意思表示カード所持の件数	1 204
脳死下臓器提供	50
法的脳死判定を終了したが提供に至らず	1
心停止後 腎・組織提供	108
心停止後 腎提供	29
組織のみ提供	513
提供に至らず	503

12.3 問題点

脳死や脳死体からの臓器移植については,さまざまな問題点が指摘され,議論が続けられている.

1)脳死

ほとんどのヒトの死(99%)は心臓死(心機能停止)から脳死(脳機能停止)へと進行していく.脳機能が先に停止したヒト(1%)でも呼吸運動ができなくなり,酸欠によってやがて心臓の拍動は停止する.心臓死と脳死のどちらが先で

あっても，その時間差は 10〜15 分程度である．ところが，人工呼吸器を使うことにより，脳死状態が引き伸ばされているので（多くは数日程度），脳機能や自発呼吸が停止して機械で心臓を動かされているヒトの生死を決定しなければならなくなった．そして，脳死者の臓器を使いたい移植医療にとっては，脳死がヒトの死でなければ，脳死状態の身体からの臓器の摘出は殺人になってしまう．そこで脳死という考え方が必要になった．

2) 脳死判定基準

脳死という病態には幅があり，救命や蘇生の可能性がゼロとはいえず，蘇生限界点を確定することはむずかしい．また脳死判定された脳死の状態であっても，その定義どおりに，脳のすべての機能が不可逆的に停止していると確信することもむずかしい．臓器移植法の制定を検討した脳死臨調（臨時脳死及び臓器移植調査会）でも，脳死判定での脳機能とは臨床的に検査可能な範囲の機能を指しているとしている．また定義上の脳死は，脳の主要機能とも称すべき意識・感覚などの脳固有の機能と，身体各部を統合する機能が不可逆的に失われたことを意味し，必ずしも脳を構成する個々の細胞の代謝その他の生活機能がまったくなくなることを意味しているわけではない，と述べられている．

3) 脳死判定方法

脳死判定方法は，大脳や脳幹の各部を直接検査しているのではなく，刺激に対する運動反応をみているだけに過ぎない．すなわち，機能死を検査するだけであり器質死（細胞死）を検査しているものではない．したがって刺激できない場所は，反応も脳機能も不明のままである．機能は維持されていても，脳出血などで神経系が麻痺しているために反応が表われない可能性もある．そこで脳血流停止を判定条件に入れるべきだとの意見もある．

4) インフォームドコンセント

インフォームドコンセントとは，特に医療行為（投薬・手術・検査など）や治験などの対象者（患者・被験者や家族）が，治療や治験の内容についてよく説明を受けて理解したうえで，その方針に合意することである．臓器移植法では，脳死判定と臓器提供をするには，家族の同意が必要である．しかし一般的には，医

学的な知識が乏しい家族が，突然の近親者の重篤状態や脳死状態で気が動転しているときに，即座に正しく判断できるかという点を危ぶむ声もある．

5) レシピエントの余命

　生存率は移植手術を受けてからレシピエントが生き続けている割合を指し，生着率は移植臓器が機能している割合をいう．心臓移植を受けた患者の1年後生存率と待機患者の1年後生存率を比較すると，大きな差はないという報告もある．これは内科治療の技術も発達してきているためである．そこで，従来のヒトの死の概念を三徴候死から脳死に変更してまでも，脳死臓器移植を実施するべきではないという意見もある．

6) 脳死者の挙動

　脳死者の能動的な挙動が報告され，心情的には本当に亡くなっているとは思えないとの意見がある．脳死判定後に人工呼吸器を外した際に脳死患者が自発的に手や足を動かす**ラザロ徴候**と呼ばれる動作が報告されている．これに対しては低酸素症や炭酸過剰症によって誘発される脊髄反射である可能性が指摘されているが，否定意見もあり確信的な結論には至っていない．また脳死判定された脳死患者から臓器を摘出する際の血圧上昇や頻脈が数多く報告され，ドナーが痛みを感じているかもしれないともいわれている．

◆課題

　「臓器移植に関する法律」には，「施行後三年を目途として，この法律の施行の状況を勘案し，その全般について検討が加えられ，その結果に基づいて必要な措置が講ぜられるべき」という附則がある．そしてそれに従って，この法改正を巡ってさまざまな議論がなされている．文献資料などを使って，その論点を挙げて整理したり，どのような改正案が検討されているかを調査するとともに，それらに対する自身の意見をまとめてみよう．

第 13 章

脳死臓器移植に代わる医科学的アプローチ

13.1 虚血性心疾患の治療

　虚血性心疾患に対する外科的治療法として，冠動脈形成術と冠動脈バイパス術を紹介する．

1. 冠動脈形成術

　冠動脈形成術（PTCA）は，狭くなった冠動脈を内側から広げ，血液の通り具合を良くして狭心症や心筋梗塞を治療することを指す．X 線透視で常に監視しながら，カテーテルを使ってさまざまなデバイスを冠動脈へ送る．
1) 冠動脈血栓溶解術
　急性心筋梗塞で，発症後にまだ時間が経っていない場合には，血栓を血栓溶解剤で溶かすことが行われる．ただし，胃潰瘍や脳出血などの既往がある場合には，さらに出血を引き起こす可能性があるために，基本的には使用できない．静脈から薬物を全身投与する経静脈的血栓溶解術と，カテーテルを用いて限局して薬物を投与する経皮的冠動脈血栓溶解術がある．
2) 風船療法（図 13.1）
　バルーン（風船）内部には液体が満たされており，インデフレーター（圧力計付の注射器）でその大きさを調節して，狭窄を拡張させたらバルーンを収容する．バルーンが小さすぎると十分な拡張が得られず，大きいと血管を傷つけてしまうので，直径 $\phi 1.5 \sim 4.5$ mm とさまざまあるものから適切なサイズを選択す

(a) 狭窄　　　　　　　(b) 挿入と拡張　　　　　(c) 術後

図 13.1　風船療法

(a) 挿入　　　　　　　(b) 拡張　　　　　　　　(c) 術後

図 13.2　冠動脈ステント

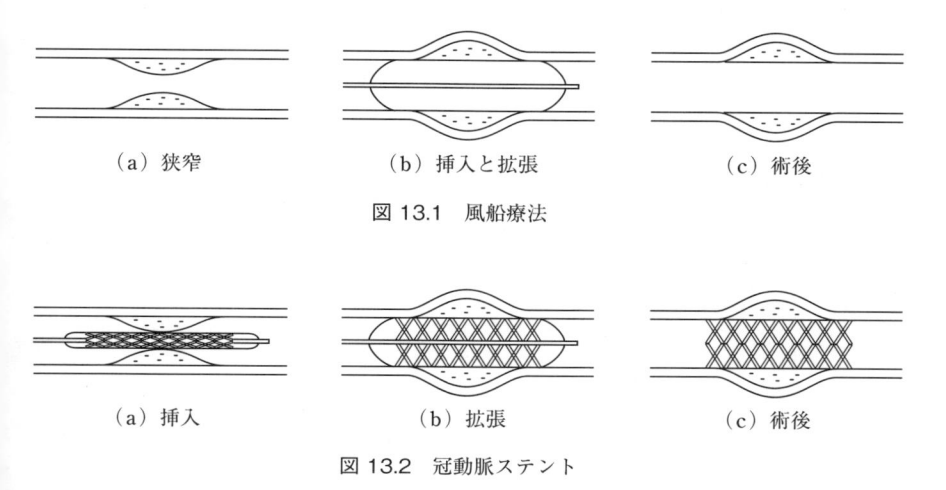

る必要がある．しかし，血管をプラーク（粥腫）ごと外側へ広げているだけなので，拡張により血管の一部が裂けてしまう（解離）ことがある．また長期的にみると再び狭窄（再狭窄）が生じる確率が高い．

3) **冠動脈ステント（図 13.2）**

ステントは，ステンレスなどの金属製で網目筒状のもので，冠動脈の内壁を支える目的で使用する．ステントはバルーンの表面に縮んだ状態で装着され，このバルーンを膨らませることでステントを膨らませる．風船療法に対して特別な装置を必要とせず，再狭窄が生じる可能性が少ない．しかし，拡張して固定した後は，位置の変更ができず，回収もむずかしい．またステントに血栓が生じて血管を詰まらせてしまう可能性があるし，ステントの網目内に血管内膜の細胞が増殖して狭窄することが稀にある（ステント内再狭窄）．

4) **方向性冠動脈粥腫切除術**

モータで回転駆動する小さなカッターが付いたカテーテルを使って，アテローム（粉瘤腫）性プラーク（粥腫）を選択的に切除する．デバイスに開けられた窓に入ってきたプラークを，回転するカッターが前方に移動しながら切除し，切除したプラークを収納部に収納して回収するので，切除したプラークが流れてほか

13.1　虚血性心疾患の治療

の血管を閉塞させることがない．プラーク沈着が多方向にある場合は，カッターの向きを変えて，同じ手順を繰り返す．

2. 冠動脈バイパス術

冠動脈バイパス術（CABG）は，血流の悪くなった冠動脈に対し，ほかから血管をつなぐことで血液を供給するものである．冠動脈バイパス術では，動脈も静脈も含めて次のような血管が用いられる．

1) 大伏在静脈

大伏在静脈は，大腿部の付け根から下肢の内踝（うちくるぶし）までの内側を走る静脈である．切除した血管の一端を大動脈に，もう一端を冠動脈に吻合してバイパスとする（図 13.3）．径が太いために血流が血管内で澱んで血栓が生じて閉塞しやすい，静脈特有の逆流を防ぐ弁がところどころにあるなどの欠点があるが，長くて採取しやすいので，補助的に多く使われる．

2) 内胸動脈

内胸動脈は，鎖骨の付け根の高さからみぞおちの高さまで，胸板の裏側を走行している左右 2 本の血管である．太さが冠動脈と同じくらいで血流量も多く，心臓からの距離もかなり近いことから，付け根を付けたまま，冠動脈のなかで最も重要な左前下行枝に左内胸動脈をつなぐ手術が一般的である．長期間の成績がよ

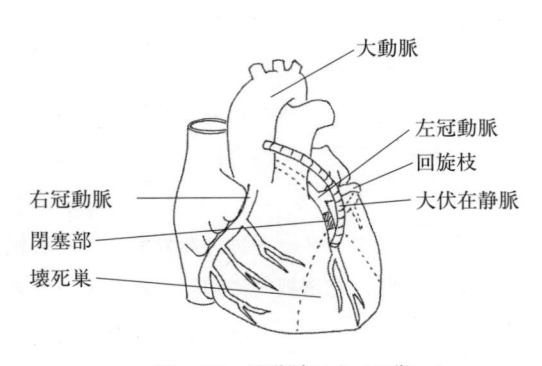

図 13.3　冠動脈バイパス術

い．
3) 胃大網動脈

胃大網動脈は，胃を包む膜に栄養を供給する血管4本のうちの1本である．横隔膜を通して冠動脈に吻合する．

4) 橈骨動脈

橈骨動脈は，前腕部の親指側を走行している．大動脈と冠動脈をバイパスしたり，内胸動脈の枝のように縫い付けるなどの処置をする．

冠動脈は直径 $\phi 2\,mm$ 前後と細く，心臓は拍動しているので手術がむずかしい．

- 人工心肺装置を用いた手術　**人工心肺装置**は血液を循環させるポンプの部分と血液を酸素化する部分からなる．右心房から回収（脱血）した血液を人工心肺装置で酸素化して，心臓の出口部分である大動脈に送り込む（送血）ので，心臓の動きを停止させて手術しながら生命を維持できる．人体に悪影響があるので，できるだけ使用時間を短くする．

- OPCAB　OPCABはスタビライザーを用いた手術である（図13.4）．**スタビライザー**は，アーム先端にU字型部分がある治具である．これで心臓を圧迫あるいは吸引して，血管を縫合する冠動脈の部分だけ動きを抑える．これにより心臓を停止させないで作業する．

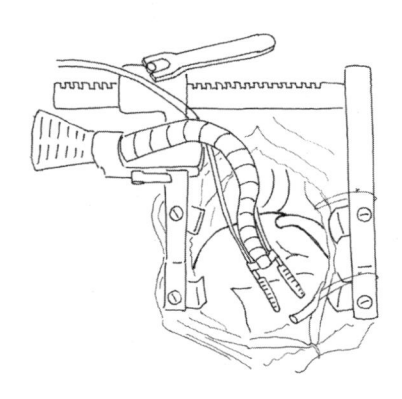

図 13.4　スタビライザーを用いた心臓手術

13.2 最近の医療技術

脳死臓器移植以外の治療法として注目されたバチスタ手術と脳低温療法を紹介する．

1. バチスタ手術

拡張型心筋症は，心室，特に左心室を動かす心筋に障害が発生し，柔軟性を失って心臓の機能が低下する心疾患である．そのとき心臓は膨れ上がり，末期ではバスケットボールのような形になる．はっきりした原因は不明で，重度の場合は心臓移植以外に治療法はない．**バチスタ手術**（左心室縮小形成手術）は，ブラジル人外科医 Randas J. V. Batista 博士が 1980 年代に始めた手術である．拡大した左心室の自由壁の一部を切除し，左心室の容量を減少させるもので，比較的正常な心筋を大量に切除して，心室形態を整える．日本では湘南鎌倉総合病院の須磨久善医師（当時副院長）が 1996 年 12 月に初めて実施した．1998 年より保険が適用され，それ以降に実施例が増加した．

拡張型心筋症の根本治療は，心臓移植しかないといわれているが，国内移植ではドナー不足の状態であり，渡航移植では高額な費用が必要である．そこで心臓移植の適用対象にならない患者（特に 60 歳以上の高齢者や 15 歳以下の子供のうち，バチスタ手術が適用可能な年齢の子供）にとっては，バチスタ手術が適切な選択肢となる．バチスタ手術は，免疫上の問題がなく，保険の適用があるため，費用が低額ですむという利点がある．しかし手術の適応基準が確立されていない，移植と違って完治はせずに手術後の心機能の回復程度が低い，心臓移植に比べて 1 年生存率が低い（ただし心移植待機中の死亡を考慮すると生存率の差はない），長期的な生存率などのデータがまだ少ないなどの留意点がある．

2. 脳低温療法

脳は全身臓器のなかで最も虚血や酸素欠乏に弱い器官である．そこで脳が重大な障害を受けたときには，①酸素供給を保つ（迅速確実な心肺蘇生，脳血流（脳

灌流圧）を増加），②酸素消費を抑える（薬物の使用，体温を低下させる），③虚血や低酸素による脳細胞の破壊を防止する（脳温を下げる）などの処置が必要である．**脳低温療法**（低体温療法）は，全身を水冷式マットで冷やし，体循環血の温度を下げる．その血液が脳循環することで脳温が低下し，脳細胞に有害な物質の発生を抑えて二次的な脳損傷を防止する．その間に，脳細胞に酸素やブドウ糖などの栄養を供給して回復を待つ．ただし発症からほとんど時間を置かないでこの治療を開始しなければならない．この方法により，KO負けしたA級プロボクサー，トラックにはねられた主婦，バイク事故の青年，重症のくも膜下出血の男性などの救命や日常生活へ回復した例が報告されている．

13.3 再生医療

1. 目的とアプローチ

再生医療は，大きく損傷したり失われた生体組織と臓器の治療のために，細胞を用いてその生体組織と臓器を再生または再構築する技術を確立することを目的としている．そこには2つのアプローチがある．

1) 細胞の移植

幹細胞あるいは前駆細胞を組織の欠損部に注入すると，組織が再生して欠損部が修復される．自己細胞を用いるときには，注入するべき細胞の分離・分化・精製・増幅などの技術が重要な課題となる．

2) 組織工学（再生医工学）

細胞を用いて比較的大きな三次元構造をもつ組織あるいは臓器を，生体内で再生あるいは生体外で再構築する技術のことである（表13.1）．再生の場の構築，組織再生に必要な環境づくりが重要な課題となる．

表 13.1　再生医工学の発展

年	出来事
1981	ボストンの3つのグループ（Green ら，Bell ら，Yannas ら）が再生皮膚組織の臨床応用に成功
1988	NSF がスポンサーとなって"Tissue Engineering"ワークショップを開催
1991	Vacanti 兄弟と Langer らが軟骨（耳の形）の再生動物実験結果を発表
1993	Langer と Vacanti が Science 誌に"Tissue Engineering"と題する総説を発表
1994	Peterson らが関節軟骨の再生臨床応用に成功
1996	日本学術振興会の未来開拓学術研究推進事業の1つとして「再生医工学」プロジェクトが開始
1998	Thomson らがヒトの ES 細胞（胚性幹細胞）の分離に成功
1998	Gearhart らがヒトの EG 細胞（胚性生殖細胞）の分離に成功
2000	新岡らが血管再生の臨床応用に成功
2001	Zuk らがヒトの脂肪組織から間葉系幹細胞を分離

2. 再生医工学

再生医工学は，細胞培養技術に材料工学，医用工学などを結びつけたものであり，代替組織・臓器として機能し得る医療用デバイスの作成を目的としている．具体的には，高分子材料などからなる三次元的なマトリックス（**細胞外マトリックス**）のなかに多種類の細胞を配置する．そして増殖制御・分化誘導などの手法，遺伝子レベルの制御，あるいは物理的・化学的刺激や生理活性物質などの効果を組み合わせて，多種類細胞群を組織化・組織形成するのである．再生医工学の実施には3つの必要条件がある．

- 足場（スキャフォールド）　細胞を植え付ける土台のことである．
- 増殖　分化する能力をもった細胞（幹細胞または前駆細胞）を特定の場所に置くと，周囲の環境によって筋肉，脂肪，骨などに育つ．
- 調節　身体の欠損部分に，細胞と細胞増殖因子（**サイトカイン**：特定の細胞に情報伝達するタンパク質）などを置くと，自然に付近の細胞の遺伝子が発現して，新たにつくられる細胞に対して，変質や生長を誘導する（同じ細胞になるように指令する）．詳しい現象は未解明である．

3. 幹細胞

　幹細胞とは，ある細胞に変化するようにという指示を受けると特定の細胞に変身する，すなわち分化（多細胞生物において個々の細胞が構造機能的に変化すること）する能力をもっている細胞のことである．通常は幹細胞から生じた2つの娘細胞のうち，一方は別の種類の細胞に分化するが，他方は再び同じ分化能を維持する．幹細胞は大きく2つに分けられる（図13.5）．

1) 胚性幹細胞（ES 細胞）および胚性生殖細胞（EG 細胞）

　ES 細胞や EG 細胞は，あらゆる組織に分化できるまったく未分化の多能性細胞で，ヒトの萌芽，死亡した胎児や中絶胎児から採取する．**ES 細胞**は胚盤胞の内部細胞塊より樹立された細胞株であり，**EG 細胞**は始原生殖細胞（将来生殖細胞をつくり出す幹細胞）より樹立された細胞株である．

2) 体性幹細胞（または組織幹細胞，成体幹細胞）

　体性幹細胞は，多能性幹細胞から少し分化したもので，通常の人体（骨髄液，末梢血，脂肪，皮膚，各種臓器など）から，あるいは分娩後の臍帯血や臍帯，羊膜，胎盤から採取する．具体的には造血系幹細胞（骨髄幹細胞），神経系幹細

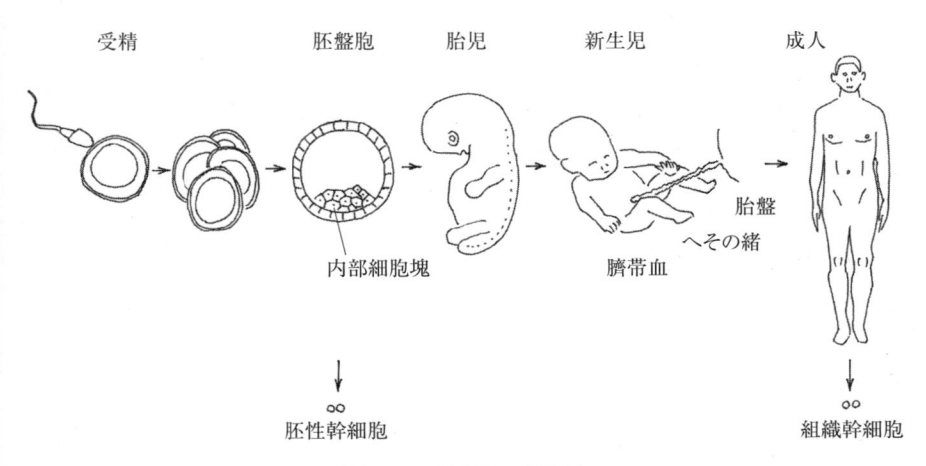

図13.5　幹細胞の供給源

13.3　再生医療

胞，骨系幹細胞，上皮系幹細胞，肝幹細胞などがある．

4. 細胞ソース

用いる細胞のソースとして次の3つが考えられる．ケースによって適切なものを選択する必要がある．

1) 自家細胞

自己の細胞は，拒絶反応がない，ウィルスなどの問題がないという利点をもつ．しかし，採取部位が限られている，細胞の活性が低い場合が多いなどの欠点がある．

2) 同種細胞または他家細胞

他人の細胞は，細胞のアクティビティが高い場合が多く，また感染性のチェックも可能である．その一方で，拒絶反応を引き起こす，ケースによっては倫理的問題を引き起こすなどの欠点もある．

3) 異種細胞

ブタなどの動物の細胞に遺伝子改変を施して，移植用の臓器や細胞として利用する可能性も追求されている．しかし，未知のウィルスの危険性を排除できない．

5. 三次元培養

動物細胞は，シャーレ上の二次元培養では，有用な生活活性物質や細胞外マトリックスの産生が，著しく制限される．そこで多孔質体やゲル中または回転培養により細胞凝集塊（スフェロイド）をつくるなどして三次元培養すると，細胞間の情報伝達などが活性化し，結果的に有用物質が産生され，組織臓器の機能が発揮される．

6. 現状と課題

組織再生のメカニズムが完全に解明されているわけではない．しかし，現場医療では患者の治療の観点から臨床応用が進められている（表13.2，13.3）．

表 13.2 臨床応用が始まっている再生組織

種　類	組　織
皮膚	皮膚の表皮，真皮
歯科口腔	歯周組織，顎堤（歯槽堤）
骨	関節軟骨，軟骨（肋骨，耳介）
膜，皮	硬膜，角膜上皮
血管	肺動脈，微小血管
骨	四肢骨，顎骨
細胞	血球

表 13.3 再生医工学の課題

課　題
細胞の大量分離と迅速増殖
人工足場内への細胞の均一分布
細胞への酸素・栄養分の高効率補給
生体吸収速度，力学特性，多孔性など，多様な機能をもつ人工足場の作製
細胞成長因子の入手の困難さの解消
細胞成長因子の徐放（一定時間持続して徐々に放出）化
機能する免疫隔離膜の開発
無血清培地の開発
分化誘導条件の確立
同種および異種細胞の脱抗原化
許認可の規制緩和

◆課題

　再生医療・再生医工学について，①文献調査・インターネットなどで（良い点・悪い点に注意して）調査した内容を整理するとともに，②それらに対する自分の考えをまとめてみよう．

第14章
脳死臓器移植に代わる工学的アプローチ

14.1 人工臓器

1. 日本の高齢化率

人口構造が高齢化したことを表す指標として，総人口に占める高齢者（65歳以上）の人口の割合を**高齢化率**と呼ぶ．一般に高齢化率によって，①高齢化社会（高齢化率7～14％），②高齢社会（同14～21％），③超高齢社会（同21％～），のように分類される．日本は1970年（昭和45年）に高齢化社会に，1994年（平成6年）に高齢社会に，2007年（平成19年）に超高齢社会になった．特に問題視されているのは，日本が世界中のほかの国に見られない速度で高齢化が進行している点である．高齢化率が7％を超えてから14％に達するまでの所要年数（倍化年数）は，フランス115年，スウェーデン85年，イギリス47年，ドイツ40年であるのに対し，日本は24年しかかかっていない．

2. 人工臓器

（1） 人工臓器と臓器移植

人工臓器は，臓器移植とともに，生体臓器機能の一部または全体の機能を代行・補助する方法の1つである（表14.1）．

表 14.1　人工臓器と臓器移植の比較

	人工臓器	臓器移植
供給	大量生産可能	絶対数不足
埋込	一部を除き不可	可能
サイズ	自由度大，将来はオーダーメイド	制限あり（選択が必要）
保存	長期間可能	一部を除き短時間
準備	いつでも可能	突発的（脳死患者）
機能性	不完全	ほぼ完全
適応性	異物反応，血栓形成，石灰沈着	拒絶反応
薬物療法	抗凝固材	免疫抑制剤
社会的問題	費用	倫理（脳死，許諾），費用
医療体制	サポート・メンテナンス体制	臓器バンク，運搬体制，国際協力体制

（2）　人工臓器の分類

- 器官機能　　全代行，一部補助
- 使用期間　　半永久使用，一時使用
- 装置形態　　体内埋込み型，体外設置型
- 機能分類　　支持・運動系（骨・関節），呼吸・循環系（心肺，心臓，心臓弁，血管，ペースメーカ），消化・代謝系（食道，肝臓），泌尿・排泄系（腎臓，透析器），血液・免疫系（血漿，赤血球），感覚・神経系（眼球，コンタクトレンズ，補聴器），内分泌系（膵臓）など

（3）　人工臓器の研究開発に関連する学問領域

医学領域や工学領域だけでなく，両者を含めた境界領域が発展しつつある（表14.2）．

表 14.2　人工臓器の研究開発に関連する学問領域

領域	学問
医学領域	生理学，病理学，解剖学，生化学，薬理学，血液学，細菌学，内科学（心臓・循環器，免疫，内分泌，神経，呼吸器，消化器），外科学（心臓，血管，胸部，消化器，整形），泌尿器学，産婦人科学，眼科学，皮膚科学，耳鼻咽喉科学，実験動物学など
工学領域	力学（流体，熱，材料，機械），流体工学，熱工学，材料工学，機構学，電気工学，電子工学，計測工学，制御工学，化学工学，数理工学，システム工学，エネルギー工学，安全工学など
境界領域	医用工学，人間工学，生体力学，生体材料学，生体運動学，生体レオロジー，マイクロ工学など

(4) 人工臓器の市場

2003年における主な人工臓器の国内市場規模（輸入比率）は次のようになっており，輸入品への依存が非常に高いことがわかる（特許庁総務部技術調査課の資料による）．

- 人工股関節　　　　　　約490億円（78.9%）
- 人工膝関節　　　　　　約230億円（92.2%）
- 人工血管　　　　　　　約85億円（96.7%）
- 人工心臓弁　　　　　　約100億円（100%）
- 埋込み型ペースメーカ　約480億円（98.6%）

14.2　人工弁

1.　心臓弁の障害

1) 狭窄

狭窄とは，心臓弁開口部の面積が小さくなる疾患である．病気または先天性欠損症のため弁尖に障害が起き，その結果として，瘢痕組織（はんこん）（皮膚などが損傷から治癒する過程の組織）が形成されたときに始まる．瘢痕組織が肥厚してきたり，瘢痕組織が凹凸でそこに繰り返しカルシウムが沈着した結果として，弁尖の柔軟性が失なわれる．それに連れて狭窄が悪化して，血流量が減少する．

2) 閉鎖不全

閉鎖不全とは，弁が正常に閉じないために，その隙間から血液が逆流したりして，十分な量の血液が流れなくなる疾患である．ときには弁尖が硬くなりすぎてまったく開閉できなくなることもある．病気や感染によって，僧帽弁周囲の筋肉または腱が脆弱して起こることもある．

2. 人工弁の種類

1) 機械弁（図 14.1 (a)）

人工弁における機械弁の割合は，日本では約 85％，米国では約 45％，ヨーロッパでは約 30％といわれている．耐久性に優れているので，一度の置換で生涯使用の可能性がある．しかし抗凝固療法が必要で，抗凝固薬（ワーファリンなど）を生涯服用しなければならない．

2) 生体弁（異種生体弁）（図 14.1 (b)）

ウシの心囊膜やブタの大動脈弁などが使われる．抗血栓性に優れているので，抗凝固療法が行えない症例や高齢者などに適用される．術後 2～3ヶ月以降は抗凝固法（ワーファリンの服用）は不要とされるが，経年劣化が起きると（数～15 年）再手術が必要になる（平均 10 年くらい）．

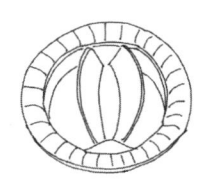

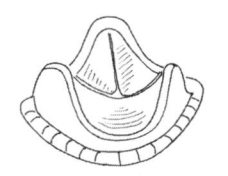

　　　(a) 機械弁（二葉弁）　　　(b) 生体弁

図 14.1　人工弁

3. 機械弁

機械弁は，ボール弁，ディスク弁，傾斜ディスク弁という歴史的経緯をたどり，現在は二葉弁が主体である．

1) ボール弁

閉鎖時は，円形のオリフィス（弁座）にボールがはまることで逆流を防ぐ．このとき，接触円で線状に接触するので，逆流を防ぎやすい．開口時には，ボールがオリフィスから離れ，流体は隙間を流れる．しかし，ボールが流路の妨げとな

り，流れの乱れにより血球破壊が起こりやすい．

2) ディスク弁

ボール弁に比べて，弁全体の流れ方向の高さを低くできる．しかし，円滑に開口せずに開口時は流れの乱れが大きく，また閉鎖時には流れが澱むなどの欠点がある．

3) 傾斜ディスク弁

ディスクを傾けて開口するので流路抵抗が小さく流れが円滑になる．しかし，閉鎖時にディスクが戻らなかったり，時間がかかって逆流が増加する欠点があった．

4) 二葉弁

パイロライトカーボン（熱分解炭素）などでできた半月状の薄板2枚が開閉する構造をしている．

4. 生体弁

生体弁は，**異種生体弁**，**同種生体弁**（ホモグラフト；ヒトの死体あるいは脳死体から摘出した弁を凍結処理したもので，保険適用はなく入手経路も特殊），**自己生体弁**に分けられるが，一般的には異種生体弁を指す．構造上はステント（支柱）付き生体弁と，ステントレス生体弁がある．

- ステント付き生体弁　主にウシの心膜を弁膜として形づくったもの．弁膜を支えるステントは人工物で，布で覆われたリングに取り付けられている．
- ステントレス生体弁　主に解剖学的にヒトに近いブタの大動脈弁を加工したもの．固い部分がなく弁の柔軟性が保たれ，より生理的である．また人工部分が少なく，弁の耐容性が優れている．ステントがないことにより，血流の改善が見込まれる．ステントレス生体弁は，特に大動脈弁の弁置換に使用される．

生体弁は血液適合性に優れているため，抗凝固薬を手術後3ヶ月以降は飲まなくてもよいとされている．また薬品処理で免疫拒絶反応の抗原性を排除して用いるが，これにより組織の強度を安定させることができる．しかし耐久性が劣り，

弁自体の劣化や変性，血液中のカルシウムや脂質が沈着して機能不全を起こす．具体的には，次第に劣化して，固くなったり穴が空いたりする．若い人ほど代謝が活発なので劣化速度が速く機能不全になる可能性が高いといわれ，寿命は 10〜15 年程度，長くても 20 年であり，劣化すれば再手術が必要となる．そこで高齢者や妊娠・出産を希望する女性（ワーファリンの服用により胎児に奇形を引き起こす可能性や出産時に大量出血する可能性がある）に使用する．

14.3 人工心臓

1. 人工心臓の種類

人工心臓は，心臓の機能を補助・代行するための人工臓器である．患者の拘束や感染の恐れをできるだけ軽減し，長期療養ないし移植待機の期間中の QOL（生活の質）を向上させるため，ベッドサイド型から体内埋込み型へ移行してきた．

- 手術用体外循環　　　　手術時に使用する体外循環ないし補助循環ポンプのこと．
- 補助人工心臓（VAS）　　生体心臓を残して第二の心臓を付けるもの．左心補助人工心臓（LVAS）と右心補助人工心臓（RVAS）があり，左右の VAS を必要とする場合もある（両心補助人工心臓 BVAS）．
- 全置換人工心臓（TAH）　生体心臓を切除して完全置換するもの．

血液ポンプの設置場所により**体外型**（体外に設置）と**体内型**（体内に収納）に分類される．また体内型は，**携帯型**（制御装置やエネルギー系を体外に設置する）と**完全埋込み型**（基本的構成要素をすべて体内に収めて皮膚を介してエネルギー供給などをする）に分かれる．血液ポンプには，拍動流ポンプと連続流ポンプがある（図 14.2）．

(a) ローラ型　(b) ダイアフラム型　(c) サック型

(d) チューブ型　(e) プレッシャープレート型　(f) 遠心ポンプ型　(g) 軸流ポンプ型

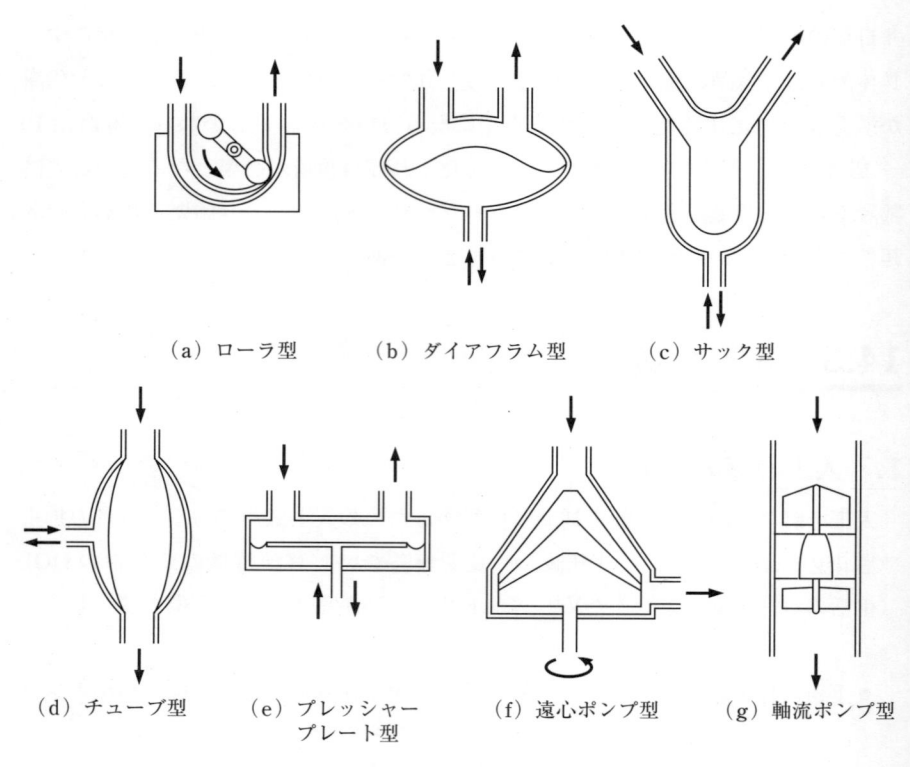

図 14.2　血液ポンプ

1) 拍動流ポンプ

生体心臓と同様にドクッ，ドクッと脈を打たせながら血液を送り出すもの．手術時の体外循環に適用されている回転容積ポンプ（特にローラ型）と，広く補助人工心臓や全置換人工心臓に実用されている往復ポンプ（ダイアフラム型，サック型，チューブ型，プレッシャープレート型など）がある．出入り口に弁が必要になる．

2) 連続流ポンプ

水道水が流れるように，連続的に血液を送り出すもの．ターボポンプとして遠心ポンプ型，軸流ポンプ型などがある．弁などが不要なために小型化できる．

2. 人工心臓の歴史

19世紀頃から，身体の一部分もしくは臓器の血液循環を人工的に維持しようとする試みにおいて，いろいろな血液ポンプが使われた．例えば袋を板で押したりゆるめたりすることを一方向弁と組み合わせてポンピングするなどがあった．人工心臓は1950年代から研究開発が始まった（表14.3）．

表14.3 人工心臓の開発の歴史

年	出来事
1957	米国のKolff（コルフ）・Akutsu（阿久津）らが，「全置換型人工心臓」の動物実験
1958	米国のKusserrow（クセロー）が「補助人工心臓」の実験
—	電気駆動式，空気圧駆動式，電磁駆動式などの心臓ポンプが試作される
—	イヌ，ウシ，ヤギ，ヒツジなどの動物で，1年程度の長期間の生存実験がなされる
1981	本格的に臨床応用が開始される
1985	ユタ大学のJarvik-7型がヒトに対する永久使用の最長生存記録約620日を達成
1990	体外設置型で空気圧駆動型の2機種の補助人工心臓（国立循環器病センター型：東洋紡製，東京大学型：日本ゼオン・アイシン精機製）が日本で製造承認を受ける（1994年に健康保険適用）

3. 手術用体外循環

人工心肺装置における体外循環ポンプには，ローラーポンプと粘性遠心式血液ポンプがある．後者には，例えばBio-Pump（米国Medtronic, Inc）（羽根のない2～3枚のコーン状インペラで血液をはさんで旋回流をつくる）やHPM-15（日機装（株））（セミオープン羽根付き遠心血液ポンプ）がある．

4. 全置換人工心臓の例

- Jarvik-7（米国ユタ大学，CardioWest Tech., Inc.）

 1982年から臨床応用された．空気圧駆動型ダイアフラム方式で拍動流型．血液凝固や感染などの問題を解決できず，永久使用は行われずに，心臓移植待機患者に使われる．

- AbioCor（Abiomed Inc.）

 Electro-hydrologic方式で，小型遠心ポンプでシリコンオイルを動かし，そ

れをモータで切り替える特殊な弁で左右の心室に交互に流し，ダイアフラムを駆動する構造．2001年より，心臓移植の対象とならずに生命予後が短期間と考えられる症例を対象にして臨床応用が開始され，2ヵ月以上の生存が得られた．しかし2005年にFDA（アメリカ食品医薬品局）の諮問委員会がAbioCorの販売承認を支持しなかった．

5. 補助人工心臓（拍動流，ポンプ体外設置型）の例

- Diaphram-Pump（国立循環器病センター型：東洋紡績（株）製）
  ダイアフラム方式．
- Air-Pump（東京大学型：日本ゼオン（株），アイシン精機（株）製）
  サック式（風船のように伸縮）．

これらはともに，急性重症心不全に対して1ヶ月程度の使用を目的として開発された．制御が簡単で信頼性の高い空気圧駆動方式が用いられ，血液ポンプと制御駆動装置がとも体外に設置される．

6. 補助人工心臓（拍動流，ポンプ体内設置型）の例

- HeartMate（Thoratec Corp.）　　DCモータ＋プレッシャープレート方式．低速回転するブラシレスDCモータでカムフォロアを正逆回転させると，ポンプのプレッシャープレート型ダイアフラムの裏面に設けたらせん状のカムによりダイアフラムが上下して，血液を吸引・排出する．
- Novacor（WorldHeart Corp.）　　ソレノイド（電磁石）＋プレッシャープレート方式．電磁石，板バネ，プレッシャープレート，サック型血液ポンプからなる．通電により電磁石が引かれ合うと板バネがしなりエネルギーを蓄え，その反発によりプレッシャープレートでサックを両側からはさみつけて血液を拍出する．

7. 補助人工心臓（拍動流，完全埋込み型）の例

- LionHeart（Arrow International Inc.）　　DCモータ＋プレッシャープレー

ト方式．米国Hershey医科大学が開発しArrow社が製品化した．血液ポンプ，駆動部，コンプライアンスチャンバー，体内電池，制御回路，経皮伝送用コイルを体内に埋め込む．ブラシレスDCモータの回転をローラネジにより直線運動に変換し，モータを正転・逆転することで，プレッシャープレートを介して左右のポンプのダイアフラムを交互に押す．

8. 補助人工心臓（連続流，ポンプ体内設置型）の例

- Jarvik 2000（Jarvic Heart Inc., Texas Heart Institute）
  軸流ポンプ，コントローラ，バッテリからなる．
- HeartMate II（Thoratec Corp.）
  軸流ポンプ，コントローラ，バッテリからなる．連続流でポンプを重量397 g（14 oz）と軽量化した．
- DeBakey VAD（MicroMed Cardiovascular Inc.）
  ポンプは，大きさ1 × 3 inch（単二電池程度）で，重量はわずか113 g（4 oz）である．その可動部は7500 rpmで回転して，毎分10 lを超える血流を発生させるインデューサ／インペラ（羽根車）のみである．
- EvaHeart（（株）サンメディカル技術研究所）
  体内埋設型補助人工心臓（左心心尖部—大動脈バイパス）として東京女子医科大学・早稲田大学・米国ピッツバーグ大学と共同開発された．遠心ポンプ（420 g），体外携帯コントローラ（A4サイズ，約4 kg），バッテリ（連続10 h以上）からなる．長期信頼性，低溶血・優れた抗血栓性，作動音が静かなどを特徴とする．クールシールシステム（ポンプ軸シール部分の血液凝固およびモータ発熱を抑えるため，純水をポンプ・モータ内部に循環させるシステム）を採用し，長期間にわたり血液ポンプを安定的に駆動できる．

9. 経皮挿入型体外駆動ポンプの例

- Hemopump（Johnson & Johnson）
  大動脈内軸流血液ポンプでケーブル駆動式軸流ポンプ．直径ϕ7 mmの小

型軸流ポンプを，1.5～2.7万回／分で高速回転する．モータは体外に置き，フレキシブルシャフトを大腿部動脈から心臓まで挿入し，カテーテル内のロータを回すことで，必要血流量の3分の2程度が補助できるという．しかしフレキシブルシャフトの破損が問題となり，使用されなくなった．

◆課題

新しい人工臓器・福祉機器などについて，ある項目を選択し，①文献調査，インターネットなどで詳細を調査した内容を整理するとともに，②それらに対する自分の考えをまとめてみよう．

参考文献

それぞれの章で主に参考にした文献を列挙する（ほかの章でも適宜参照している）

全般
1) 日本機械学会（編）：バイオメカニクス概説，オーム社（1993）
2) 日本機械学会（編）：生体機械工学，丸善（1997）
3) 日本機械学会（編）：機械工学便覧　エンジニアリング編　C6　バイオテクノロジー・メディカルエンジニアリング，丸善（1988）
4) 日本機械学会（編）：機械工学便覧　エンジニアリング編　C4　メカトロニクス，丸善（1989）
5) 日本機械学会（編）：機械工学便覧　デザイン編　β8　生体工学，丸善（2007）
6) 早稲田大学生命・生体・福祉研究所：生命・医療・福祉ハンドブック，コロナ社（2007）
7) 堺章：新訂　目で見るからだのメカニズム，医学書院（2000）

第1章
1) 生体工学用語辞典編集委員会：生体工学用語辞典，日本規格協会（1995）
2) 日本機械学会（編）：機械工学事典，丸善（1997）
3) 日本エム・イー学会（編）：ME用語辞典，コロナ社（1999）
4) 河合良訓（監）：骨単，エヌ・ティー・エス（2004）

第2章
1) 三輪修三：機械工学史，丸善（2000）
2) 平田寛：図説　科学・技術の歴史（新装版），朝倉書店（2006）

第3章,第4章

1) P. H. リンゼイ,D. A. ノーマン:情報処理心理学入門I,サイエンス社(1983)
2) 斎藤正男:生体工学,コロナ社(1985)
3) 星宮望,石井直宏,塚田稔,井出英人:生体情報工学,森北出版(1986)
4) 星宮望:生体工学,昭晃堂(1990)
5) 日本機械学会(編):バイオメカニクス数値シミュレーション,コロナ社(1999)
6) 杉江昇,大西昇:生体情報処理,昭晃堂(2001)
7) 赤沢堅造:生体情報工学,東京電機大学出版局(2001)
8) 日本エム・イー学会(編):感覚情報処理,コロナ社(2004)
9) 河合良訓(監):脳単,エヌ・ティー・エス(2005)

第5章

1) 日本機械学会(編):細胞のバイオメカニクス,オーム社(1990)
2) 山田武,大山ハルミ:アポトーシスの科学,講談社(1994)
3) 黒谷明美:絵でわかる細胞の世界,講談社(2001)

第6章

1) 日本機械学会(編):生体力学,オーム社(1991)
2) 田中繁,高橋明(監訳):モーターコントロール,医歯薬出版(1999)
3) 日本機械学会(編):バイオメカニクス 数値シミュレーション,コロナ社(1999)
4) 中村隆一,齋藤宏:基礎運動学 第5版,医歯薬出版(2000)
5) 石井直方:筋と筋力の科学①重力と闘う筋,山海堂(2001)
6) 河合良訓(監):肉単,エヌ・ティー・エス(2004)
7) 村上輝夫(編著):生体工学概論,コロナ社(2006)

第7章,第8章

1) 日本ロボット学会(編):ロボット工学ハンドブック,コロナ社(1990)
2) 日本ロボット学会(編):新版 ロボット工学ハンドブック,コロナ社(2005)
3) 日本機械学会(編):産業用ロボットとその応用,技報堂出版(1984)
4) 木下源一郎:やわらかな機械,コロナ社(1992)
5) 日本ロボット工業会広報委員会:ロボット・ハンドブック(1995年版),日本ロボット工業会(1995)
6) 三浦宏文(監):ハンディブック メカトロニクス,オーム社(1996)

7) 武藤高義：アクチュエータの駆動と制御（増補），コロナ社（2004）
8) アクチュエータシステム技術企画委員会：アクチュエータ工学，養賢堂（2004）

第9章
1) 桜井靖久（編）：医用工学（ME）の基礎と応用，共立出版（1980）
2) 林紘三郎：バイオメカニクス，コロナ社（2000）
3) 日本エム・イー学会（編）：生体細胞・組織のリモデリングのバイオメカニクス，コロナ社（2003）
4) 日本エム・イー学会（編）：血液のレオロジーと血流，コロナ社（2003）

第10章
1) 筏義人：バイオマテリアル，日刊工業新聞社（1988）
2) 日本機械学会（編）：生体材料学，オーム社（1993）
3) 神谷瞭，井街宏，上野照剛：医用生体工学，培風館（2000）

第11章
1) 橋本成広：生体システム工学入門，東京電機大学出版局（1996）
2) 日本エム・イー学会（編）：心臓力学とエナジェティクス"，コロナ社（2000）
3) 日本エム・イー学会（編）：生体計測の機器とシステム，コロナ社（2000）

第12章
1) 帚木蓬生：臓器農場，新潮社（1996）
2) 大沢在昌：新宿鮫Ⅲ 屍蘭，光文社（1999）
3) 太田和夫：臓器移植の現場から，羊土社（1999）
4) 粟屋剛：人体部品ビジネス，講談社（1999）
5) 後藤正治：甦る鼓動，岩波書店（2000）
6) 中島みち：脳死と臓器移植法，文藝春秋（2000）
7) 出口顯：臓器は「商品」か，講談社（2001）
8) 森健：人体改造の世紀，講談社（2001）
9) 上野正彦：死体は語る，文藝春秋（2001）
10) 橳島次郎：先端医療のルール，講談社（2001）
11) 米山公啓：臓器提供者，双葉社（2002）
12) 生駒孝彰：私の臓器はだれのものですか，日本放送出版協会（2002）
13) 小松美彦：脳死・臓器移植の本当の話，PHP研究所（2004）
14) 一橋文哉：ドナービジネス，新潮社（2004）

15) 竹内一夫：改訂新版　脳死とは何か，講談社（2004）
16) 瀧井宏臣：人体ビジネス，岩波書店（2005）
17) 池田清彦：脳死臓器移植は正しいか，角川書店（2006）

第13章
1) 筏義人：再生医学，羊土社（1998）
2) 立石哲也（編著）：メディカルエンジニアリング，産業図書（2000）
3) 筏義人（編）：再生医工学，化学同人（2001）
4) 小島至：再生医学と夢の再生医療，羊土社（2002）
5) 立石哲也，田中順三（編著）：図解　再生医療工学，工業調査会（2004）
6) 読売新聞医療情報部：最先端医療，技術評論社（2004）

第14章
1) 桜井靖久（編）：医用工学（ME）の基礎と応用，共立出版（1980）
2) 都筑正和，須磨幸蔵，竹中榮一，釘宮豊城，小野哲章，歌代一朗：治療とME，コロナ社（1988）
3) 北海道大学放送教育委員会（編）：生体工学―医療への新たな展開―，北海道大学図書刊行会（1990）
4) 化学工学会（監），海野肇，酒井清孝（共編）：メディカルテクノロジーへの招待，培風館（1995）
5) 梅津光生（編著）：人工臓器で幸せですか？，コロナ社（2005）
6) 東嶋和子：よみがえる心臓―人工臓器と再生医療―，オーム社（2007）

索引

■英数字
1回心拍出量 ……… 135
2次流れ ………… 105
2点弁別能 …………30
ATP加水分解 ………65
DNA ………………48
EG細胞 …………… 157
ES細胞 …………… 157
LIGAプロセス ………85
MU …………………66
OPCAB …………… 153
TVSS ………………41
Z線 …………………62

■あ行
アクチュエータ ………72
アスペクト比 …………85
圧電アクチュエータ …89
圧電効果 ……………88
圧電材料 ……………88
圧電体 ………………88
圧平性 …………… 108
アテローム ………… 109
アパタイト ……………2
アポトーシス …………55

アマクリン細胞 ………40
アレルギ反応 ……… 114
暗順応 ………………25

イオン性ゲル …………75
異形成長 ……………69
異種移植 ………… 145
萎縮 …………………5
異種生体弁 ……… 164
移植 ……………… 145
胃大網動脈 ……… 153
異方正 ………………4
医用機能性 ……… 111
医用工学 ……………9
医用材料 ………… 110
医用生体工学 ………9
医用電子 ……………9
医療廃棄物処理 …… 122
インフォームドコンセン
　ト ……………… 148

ウィンドケッセル作用
　………………… 107
右冠動脈 ………… 131
右脚 ……………… 132

羽状筋 ………………58
右心系 …………… 128
右心室 …………… 129
運動神経 ……………20
運動単位 ……………66

エコノミークラス症候群
　………………… 116
エッチング …………85
エルゴメータ運動負荷
　………………… 134
塩化ビニル ……… 121
炎症 ……………… 114
遠心性神経 …………20
延髄 ……………… 141
エンドソーム …………48

横紋筋 ………………60
オステオン ……………2
オプタコン ……………40

■か行
外耳 …………………31
外耳道 ………………31
外弾性板 ………… 3, 107

索引　175

回転子 … 91	拮抗筋 … 59	形状記憶合金 … 93
蓋膜 … 32	基底膜 … 32	形成 … 5
外膜 … 107	絹 … 125	形成外科用材料 … 123
海綿骨 … 5	機能性流体 … 78	携帯型 … 165
外網膜 … 38	機能的適応 … 5	係留 … 107
化学ゲル … 74	逆流防止弁 … 108	血液適合性 … 112
蝸牛 … 31	ギャップ結合 … 39	血管系 … 101
蝸牛管 … 32	吸収 … 5	血管内皮細胞 … 3
核 … 47, 48	求心性神経 … 20	血球 … 96
拡張末期容積 … 135	境界層 … 104	血漿 … 96
仮想運動 … 31	狭窄 … 162	血漿層 … 105
滑液 … 6	共縮 … 59	血漿だけの層 … 105
活動電位 … 21	強縮 … 67	血小板 … 97
カプセル化 … 115	狭心症 … 131	血栓 … 115
過分極 … 21	胸部大動脈 … 3	ゲル … 74
顆粒球 … 97	虚血 … 134	原核細胞 … 47
カルシウムパラドックス … 118	虚血性心疾患 … 131	原核生物 … 47
	鋸歯状赤血球 … 100	腱索 … 130
感覚器 … 20	均一系 … 78	原子間力 … 84
感覚神経 … 20	筋原線維 … 62	献体 … 146
間欠脈 … 103	筋細胞 … 62	懸濁液 … 96
幹細胞 … 157	筋ジストロフィー … 55	
関節 … 5	筋収縮 … 57	効果器 … 20
関節軟骨 … 6	筋性動脈 … 106	高次神経機能 … 140
関節包 … 6	筋節 … 62	光順応 … 25
完全埋め込み型 … 165	筋線維 … 62	恒常性 … 5, 111
桿体 … 39		合成高分子材料 … 121
感度 … 23	空間定位能 … 30	硬組織 … 2
冠動脈 … 130	空間的マスキング … 31	後負荷 … 135
冠動脈形成術 … 150	駆出率 … 135	高分子ゲル … 74
冠動脈バイパス術 … 152	グラフト … 145	興奮収縮連関 … 64
還暦 … 139	クロスブリッジ … 64	興奮性 … 21
		高齢化率 … 160
期外収縮 … 133	系 … 48	五感 … 20
器官 … 48	形状記憶効果 … 93	鼓室階 … 32

個体…………………48	サルコメア…………62	小脳…………………140
骨格筋………………5, 61	三尖弁………………130	小胞体………………48
骨格構造……………5	三兆候死……………142	静脈血栓塞栓症……116
骨幹…………………4	残留応力……………5	静脈瘤………………108
骨小柱………………5	耳介…………………31	褥瘡…………………55
骨髄…………………5	自家移植……………145	触知ボコーダ………36
骨梁…………………5	時間的マスキング…31	植物状態……………142
鼓膜…………………31	磁気粘性流体………80	触覚テレビ…………41
コラーゲン…………124	軸策…………………21	触覚マウス…………42
ゴルジ体……………48	軸集中………………105	徐脈…………………133
コルチ器官…………32	刺激…………………1	シリコン……………122
コロイド…………74, 80	刺激定位……………26	自律神経機能………140
	刺激伝導系…………131	心音図………………132
■さ行	死後硬直……………143	真核細胞……………47
差閾値………………24	自己生体弁…………164	真核生物……………47
再構築………………5	視細胞………………39	伸筋…………………59
細静脈………………105	脂質二重層…………49	心筋…………………61
再生医工学…………156	死臭…………………143	心筋梗塞……………131
再生医療……………155	視床下部……………141	シンクロトロン放射…85
細動脈………………105	耳小骨連鎖…………31	神経系………………140
サイトカイン………156	視神経細胞…………38	神経細胞……………21
細胞………………1, 47	持続性………………25	神経節細胞…………40
細胞外マトリックス 156	シナプス……………21	人工移植……………145
細胞呼吸……………49	シナプス結合………21	人工関節……………113
細胞質………………49	死斑…………………143	人工血管……………113
細胞小器官…………47	収縮末期容積………135	人工心臓……………165
細胞体……………21, 47	樹状突起……………21	人工心肺装置………153
細胞内共生説………49	主働筋………………7, 59	人工中耳……………35
細胞壁………………48	受動的張力…………137	人工透析……………125
細胞膜……………47, 49	受容器………………20	人工内耳……………35
左回旋枝……………131	受容野………………26	心室…………………128
左脚…………………132	手話…………………37	心疾患………………134
左心系………………128	循環器系……………101	心室機能曲線………136
左心室………………129	順応…………………25	心室群………………132
左前下行枝…………131		心周期………………132

索引 177

心臓	128
心臓死	142
心臓死体移植	145
心臓病	134
身体	59
伸展圧	108
心電図	132
伸展性	108
振動子	91
心拍数	135
新皮質	140
心肥大	134
心房	128
随意筋	60
水素吸蔵合金	83
錐体	39
水平細胞	39
スケール効果	84
スタート流	103
スターリングの（心臓）法則	136
スタビライザー	153
ステント	151
ストークス流	103
ストップ流	103
スパイク	21
スポーツ心臓	134
生殖	1
生体医工学	9
生体移植	145
生体機械工学	9
生体材料	110
生体適合性	112
生体由来材料	124
静電アクチュエータ	86
静電力	86
生物	1
生物機械工学	9
生物工学	9
生命	1
赤筋	69
赤血球	97
絶対閾値	23
ゼラチン	124
セルロース	125
線維芽細胞	53
前庭階	32
前負荷	135
前負荷効果	136
臓器移植法	146
双極細胞	40
相似成長	69
相対成長	69
相動性	25
僧帽弁	130
速筋	69
側抑制	27
組織	48
組織適合性	112, 114
蘇生	143
粗面小胞体	48
ゾル	74

■た行

体外型	165
代謝	1
体性幹細胞	157
大腿動脈	3
大動脈弁	130
体内型	165
大脳皮質	140
大脳辺縁系	140
対比	27
大伏在静脈	152
大変形	4
ダクロン	123
他家移植	145
多細胞生物	48
脱核	99
脱分極	21
縦波	31
単球	97
タンクトレッド運動	101
単細胞生物	47
単収縮	67
弾性動脈	106
遅筋	69
緻密骨	4
中耳	31
中心窩	38
中枢神経	140
中枢神経系	20
中膜	3, 107
超音波モータ	91
長管骨	4
長骨	4
直進子	91
つぶれやすい管	103
ディスポーザブル	121

適応 25	二次元触覚ディスプレイ 42	パチニ小体 29
テロメア 54	二倍体 53	白血球 97
電気粘性流体 78	乳頭 38	バルクマイクロマシニング 85
点字 40	乳頭筋 130	半数体 53
電歪効果 88	ニュートン性 98	
電歪材料 88	ニュートン流体 78, 98	非圧縮性 4
電歪体 88		皮質骨 4
同形成長 69	ネクローシス 55	微小循環系 105
洞結節 131	粘性力 84	ヒス束 132
橈骨動脈 153	粘弾性 4	非線形性 4
動作域 23		肥大 5
同時2点弁別閾値 30	脳幹 141	ビンガム流体 78
等尺性収縮 68	脳死 142	貧血 101
同種移植 145	脳死体移植 145	頻脈 133
同種生体弁 164	脳低温療法 155	
凍傷 55	脳低体温療法 143	ファントムセンセーション 31
等張性収縮 68	能動的収縮 137	フォトリソグラフィ 85
糖尿病 97		不均質 4
動脈硬化斑 109	■は行	複合材料 4
特徴周波数 33	ハーマン格子 27	不随意筋 60
読話 37	バイオマテリアル 110	物理ゲル 74
ドナー 145	バイオメカトロニクス 10	ブドウ糖 97
トレッドミル運動負荷 134	バイオライゼーション技術 126	不動毛 32
貪食細胞 114	バイオロボティクス 10	プルキンエ線維 132
	肺動脈弁 130	プログラムされた細胞死 55
■な行	ハイブリッド化技術 126	分散系 74, 78
内胸動脈 152	バイモルフ 91	分散質 74
内耳 31	パイロライトカーボン 120	分散媒 74
内弾性板 3, 106	白筋 69	分泌小胞 48
内分泌系 140	拍動性 103	
内膜 3, 107	バチスタ手術 154	平滑筋 60, 62
内網膜 38		平滑筋細胞 3
軟組織 3		

平行筋……………………58
閉鎖不全……………… 162
ヘイフリック限界………53
ヘマトクリット値………96
ヘモグロビン……………99
変換器……………………20
弁尖………………… 130
弁別閾値…………………24
弁葉………………… 130
弁輪………………… 130

ポアズイユ流れ…… 104
房室結節…………… 131
膨潤赤血球………… 100
補聴器……………………34
骨………………………… 5

■ま行
マイクロアクチュエータ
　……………………84
マイクロマシン………84
マイスナー小体………29
毎分拍出量………… 135
膜………………………… 1

膜タンパク質…………49
マスキング………………31
マスター運動負荷… 134
末梢神経…………… 140
マッハバンド…………27
マルチスケール・マルチ
　フィジックス・シミュ
　レータ…………… 137

ミトコンドリア………49

明順応……………………25

毛細血管…………… 105
盲点………………………38
網膜………………………38

■や行
有毛細胞…………………32
ユニモルフ………………91

溶血………………… 101
容量血管…………… 108
葉緑体……………………48

抑制性……………………21

■ら行
ライスナー膜……………32
ラザロ徴候………… 149
ラバーアクチュエータ80
ラバチュエータ………80
卵円窓……………………31
卵割………………………53
乱流………………… 103

リソソーム………………48
律速段階…………………75
リボソーム………………48
リンパ球…………………97

ルロー……………………99

レイノルズ数……… 103
レジスト…………………85
レシピエント……… 145
連銭………………… 98, 99

〈著者紹介〉

松丸　隆文
（まつまる　たか　ふみ）

学歴	早稲田大学理工学部機械工学科卒業（1985） 早稲田大学大学院理工学研究科機械工学専攻博士前期課程（修士課程）修了（1987） 博士（工学）早稲田大学（1998）
職歴	株式会社東芝　総合研究所　機械研究所（1987） 静岡大学　工学部機械工学科，大学院工学研究科（1999）
著書	「Distributed Autonomous Robotic Systems 2」分担執筆，Springer-Verlag Tokyo（1996） 「Web ラーニングプラザ　事例に学ぶロボティックス」分担執筆，（独）科学技術振興機構（2002） 「Robotics Research Trends」分担執筆，Nova Science Publishers（2008） 「Mobile Robots Motion Planning, New Challenges」分担執筆，I-Tech Education and Publishing（2008）

バイオメカニズム・ライブラリー
生体機能工学

2008年10月30日　第1版1刷発行

編　者　バイオメカニズム学会
著　者　松丸隆文

発行所　学校法人　東京電機大学
　　　　東京電機大学出版局
　　　　代表者　加藤康太郎

〒101-8457
東京都千代田区神田錦町2-2
振替口座　　00160-5-71715
電話　（03）5280-3433（営業）
　　　（03）5280-3422（編集）

印刷　三美印刷(株)
製本　渡辺製本(株)
装丁　右澤康之

© Society of Biomechanisms Japan
2008
Printed in Japan

＊無断で転載することを禁じます．
＊落丁・乱丁本はお取替えいたします．

ISBN978-4-501-41750-5　C3047

東京電機大学出版局 書籍のご案内

バイオメカニズム・ライブラリー
生体情報工学

バイオメカニズム学会編　赤澤堅造 著　A5判　176頁
科学技術と人間の関係が急速に密接になってきている状況で，生体についての基礎知識はエンジニアにとって必須である。生体機能の知識と工学との関連を平易に解説。

バイオメカニズム・ライブラリー
表面筋電図

バイオメカニズム学会　編　木塚朝博・増田正・木竜徹・佐渡山亜兵 共著　A5判　144頁
筋電図測定法の基礎から，適切な測定方法の種々ノウハウまでをとりまとめたものである。

バイオメカニズム・ライブラリー
人体を測る　～寸法・形状・運動～

バイオメカニズム学会編　持丸正明・河内まき子共著
A5判　154頁
人体計測についての手法や原理の紹介とともに，適切な計測を行うための諸注意やノウハウを具体的に解説。

バイオメカニズム・ライブラリー
人と物の動きの計測技術　～ひずみゲージとその応用～

バイオメカニズム学会編　小川鑛一著　A5判　144頁
初学者を対象にひずみゲージの原理や使い方を平易に解説。また，筆者の看護・介助師の動作研究をもとにした人間工学への応用事例や手法を解説。

バイオメカニズム・ライブラリー
看護動作のエビデンス

バイオメカニズム学会編
小川・鈴木・大久保・關澤・小長谷共著　A5判　176頁
筆者らが約10年にわたり実験・研究してきたボディメカニクスを意識した看護・介助動作について，有効性や活用事例をまとめた関係者必読の書。

イラストで学ぶ
看護人間工学

小川鑛一 著　B5判　216頁
看護と人間工学，そしてその応用として工学的なセンスでボディメカニクスを解説。1項目が見開き2ページで説明されているので，知識の整理に役立つ。

看護動作を助ける
基礎 人間工学

小川鑛一 著　A5判　242頁
看護者が患者を看護・介助する際の良好な動作について，人間工学の立場からイラストを多く用いてやさしく解説。

看護・介護のための
人間工学入門

小川・鈴木・大久保・國澤・小長谷共著　A5判　216頁
看護・介助分野を対象とした「人間工学」について，多くの図表により初学者向けにやさしく解説。人間工学の有効性や看護師・介助士の身体的安全性についても解説。

ワトソン
遺伝子の分子生物学　第5版

J・D・ワトソン他 著／中村桂子監訳　A4変型　816頁
生命現象を「ゲノムの働き」で理解するという姿勢を明確に打ち出し，『ゲノムの分子生物学』ともよぶべき新しい教科書。

代謝工学　原理と方法論

G.N.ステファノポーラス他著　清水・塩谷訳
B5判　578頁
本書は，基本原理から具体的方法論までを工学的応用に向け解説。バイオ技術者や生命工学関係の研究者，学生必携の書。

＊ 定価，図書目録のお問い合わせ・ご要望は出版局までお願いいたします。
　　URL　http://www.tdupress.jp/